AF627650

Patricia Römpke

Yoga für den unteren Rücken, Hüfte und Becken

Die besten Asanas gegen Schmerzen und Blockaden

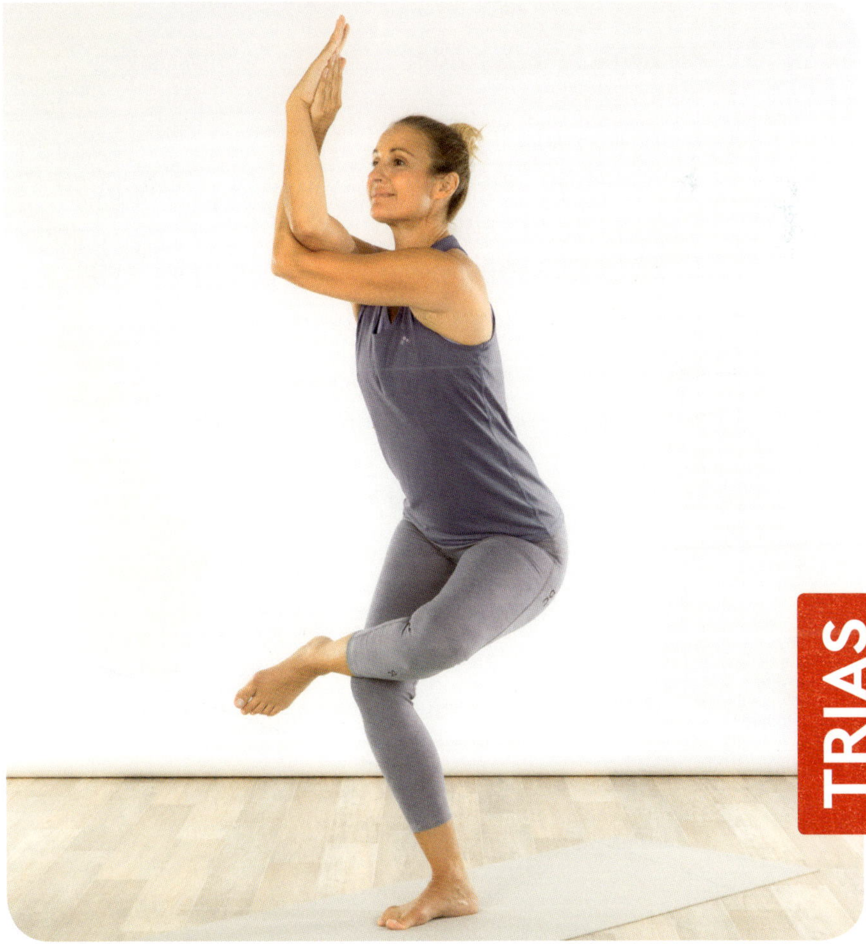

TRIAS

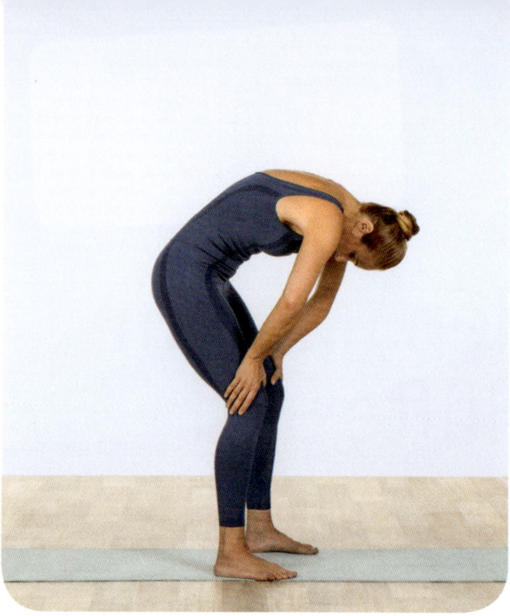

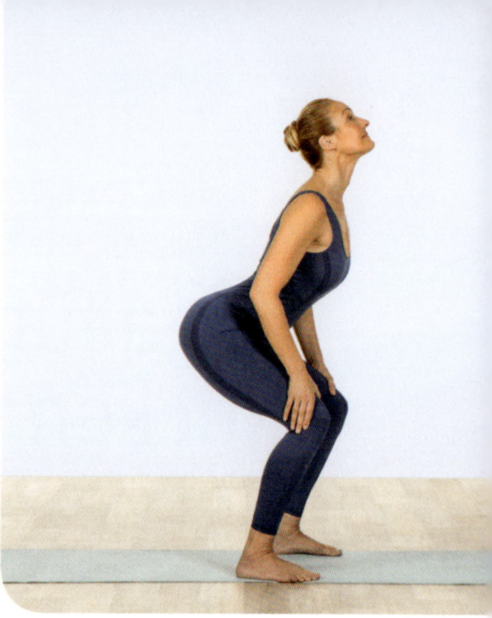

Römpke

Yoga für den unteren Rücken,
Hüfte und Becken

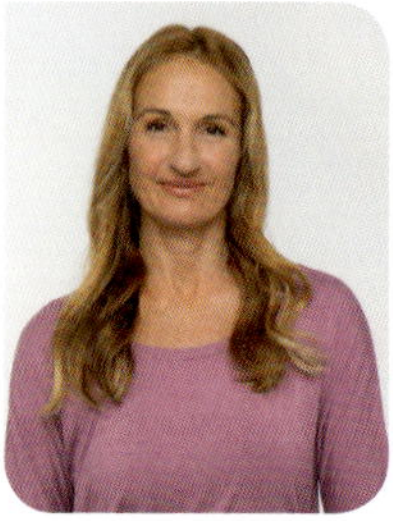

Patricia Römpke ist Expertin für Glück und Gesundheit ohne Nebenwirkungen. Sie arbeitet mit den vier Säulen Schmerztherapie, Psychologie, Ernährung und Bewegung. Ihre ersten Yoga-Inspirationen sammelte sie bereits als Jugendliche auf Ibiza bei verschiedenen Retreats. Seit einigen Jahren hat Patricia Römpke eine bei der Yoga Alliance registrierte Yoga-Schule: Yoga – My Health Solutions, in der sie Yoga-Lehrer bis zur 500-h-Yoga-Lehrer-Qualifizierung auch online ausbildet und Weiterbildungen anbietet. Als sie sich zum Wohle ihrer Familie aus großen internationalen Projekten zurückzog, wurde das Schreiben vom Hobby zu ihrer Leidenschaft. Daraus sind bereits zahlreiche Bücher und Hörbücher entstanden. Die gebürtige Stuttgarterin lebt mit ihrer Familie am Stadtrand von Heidelberg. Mehr erfahren Sie unter: http://patricia-roempke.com.

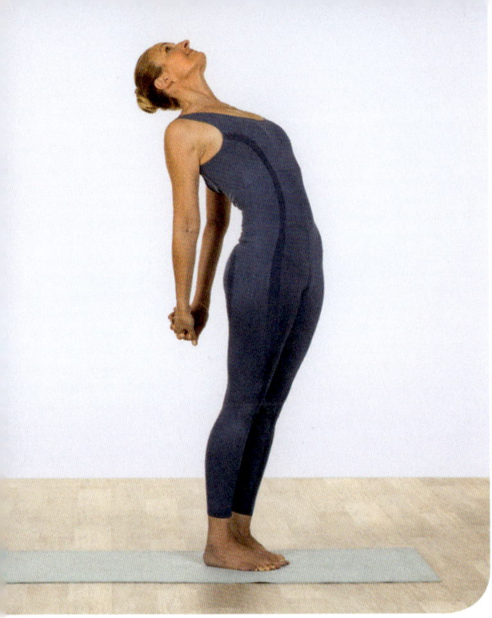

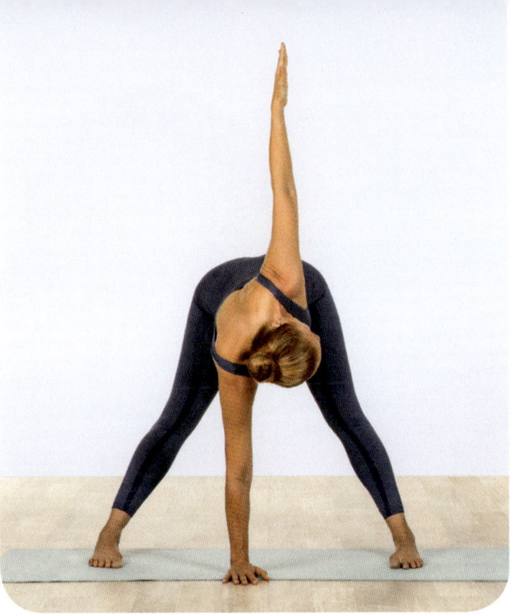

Exkurse

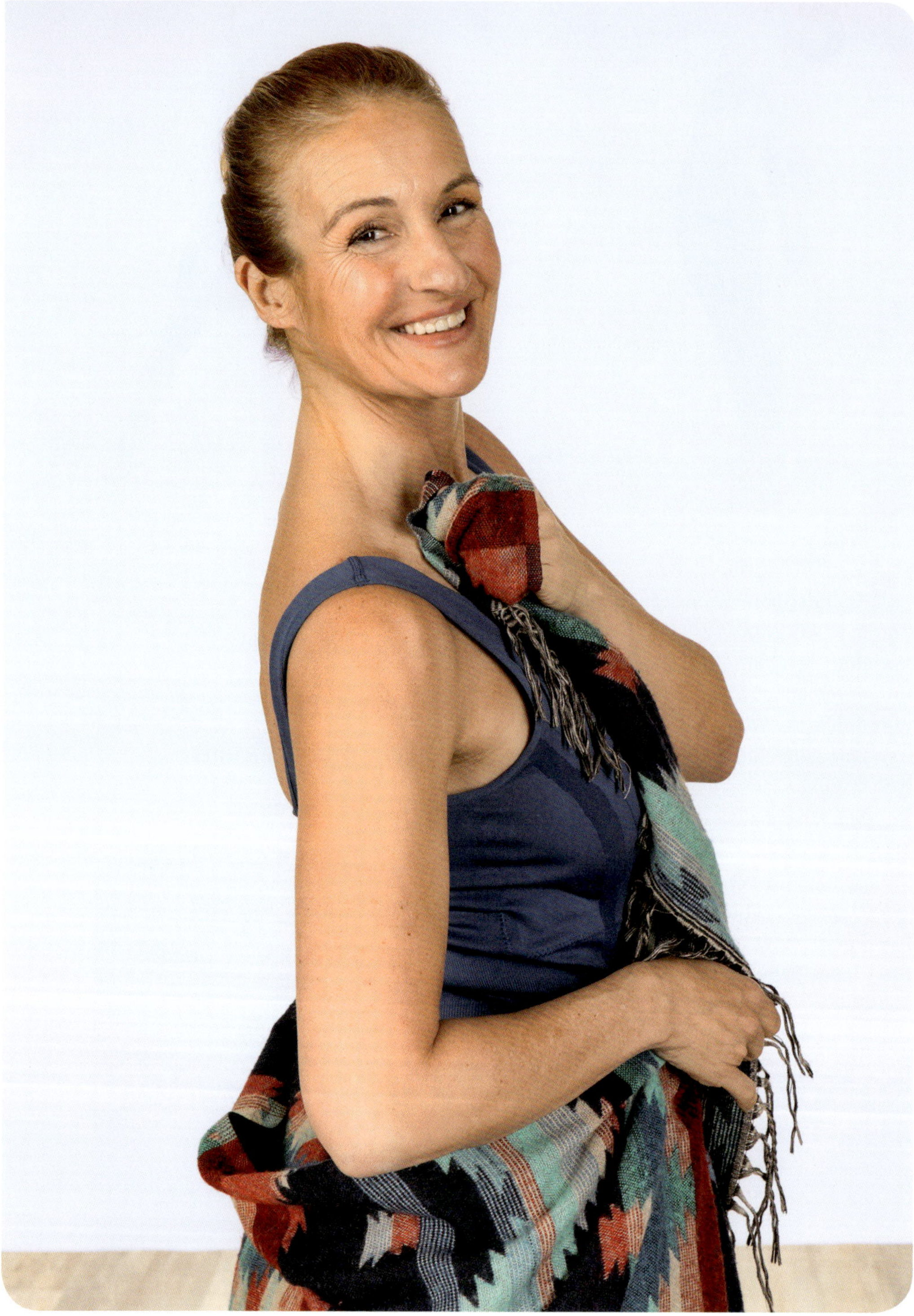

Rückenschmerzen ade!

Rückenschmerzen sind eine der häufigsten Beschwerden, die meine Kunden dazu antreiben, mit der Yogapraxis zu starten. Unabhängig davon, woher diese Schmerzen kommen, können sie uns sehr belasten und unser Leben unglaublich einschränken. Eine der Hauptursachen für die meisten Rückenschmerzen liegt in der eigenen Körperhaltung. Eine regelmäßige Yogapraxis ist hier ein wundervolles Gegenmittel. Das Schöne an den Yogaübungen ist, dass diese den gesamten Körper kräftigen und strecken. Eine ganz einfache Haltung, wie zum Beispiel die Kindshaltung, kann schon Wunder wirken und zur Schmerzentlastung bei »Vielsitzern« beitragen.

Es gibt unglaublich viele unterschiedliche Yogaformen. Deshalb ist es wichtig, dass Sie die richtige Form für sich finden. Gerade in einer Lebensphase, in der Sie mit Schmerzen zu tun haben, ist es empfehlenswert, eine Yogaform auszuwählen, die eher langsam und ruhig ist. So können Sie Ihren Fokus auf die Stärkung der Körperrückseite und die Streckung der Körperfront richten. Bewährt haben sich die passiven Yogastile wie Yin Yoga oder das ganz langsame, intensive Hatha Yoga. So haben Sie Zeit, Ihre Aufmerksamkeit ganz bewusst auf Ihren Atem zu lenken und Ihren Fokus gezielt in den unteren Rückenbereich zu richten. Dort, wo Sie Ihre Energien hinlenken, werden Sie auch eine Entwicklung wahrnehmen. Gerade die restaurativen Yogaformen mithilfe von Yogatools fördern die Regeneration und wirken unmittelbar auf das persönliche Wohlbefinden. So schenken Sie Ihrem Körper Raum und Zeit, um sich selbst zu zentrieren und neu auszurichten.

Viel Freude und Erfolg dabei wünscht Ihnen

Patricia Römpke

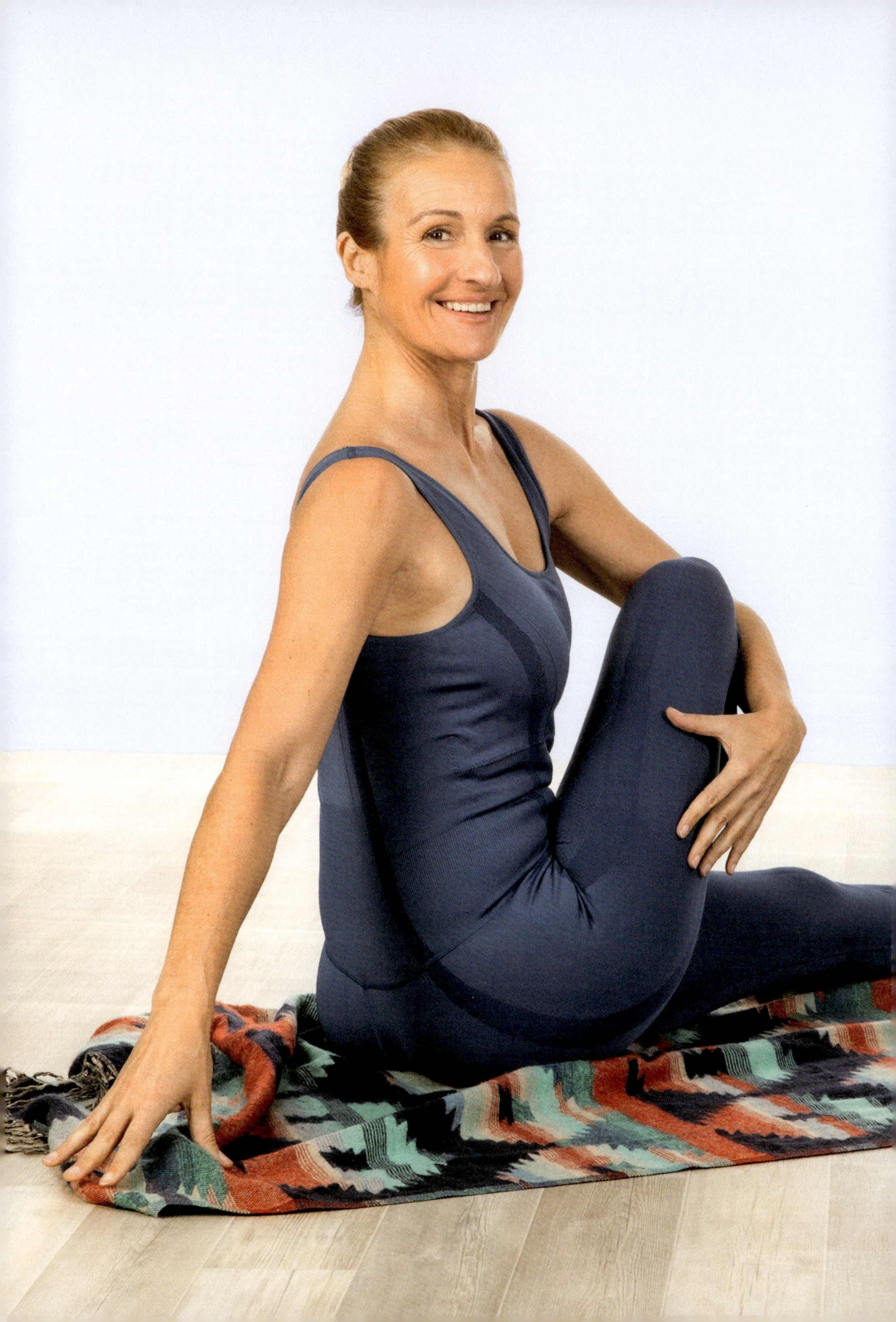

Geschmeidig in Hüfte, Rücken und Becken

Der Rücken trägt das Gewicht unseres Oberkörpers. Die Hüfte schenkt uns Beweglichkeit und das Becken sorgt für Stabilität sowie eine ausgeglichene Haltung.

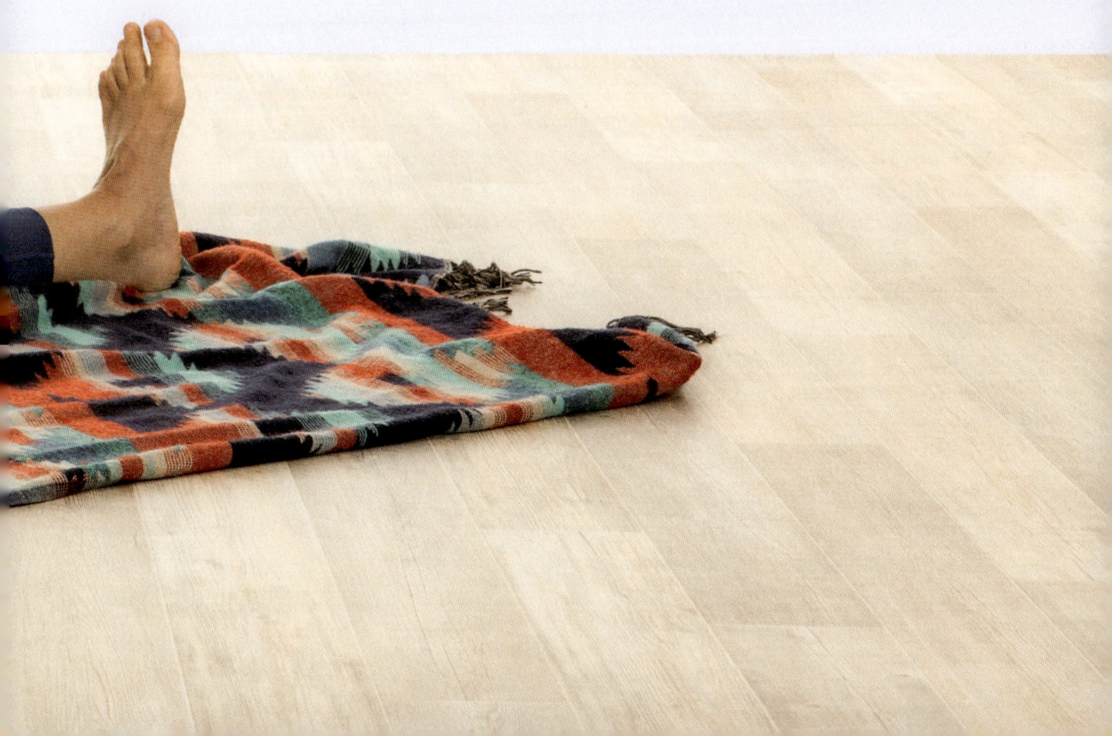

Die Körpermitte stärken

Spannungen und Schmerzen in der Körpermitte schränken uns ein und rauben uns die Lebensfreude. Woher kommen Sie? Und was können wir dagegen tun?

Kennen Sie das auch? Der untere Rücken tut weh, die Hüfte fühlt sich eng an und das Becken ist irgendwie verdreht. Das kann unterschiedliche Ursachen haben. Meistens liegt es daran, dass wir uns zu wenig bewegt oder zu lange in einer ungünstigen Position gesessen haben. Natürlich gibt es auch körperliche Gründe wie Plattfüße oder ungleich lange Beine, worauf ich aber in diesem Buch nicht eingehen werde. Und es gibt auch seelische Ursachen, zum Beispiel Stress oder nicht verarbeitete Erlebnisse, die uns oft gar nicht so bewusst sind.

Stress entsteht, sobald sich unserer Körper in Gefahr befindet oder sich so fühlt. Er wechselt dann automatisch in einen Reaktionsmodus über: Die Muskulatur wird aktiviert und unser sympathisches Nervensystem wird hochgefahren. Im Normalfall stabilisieren sich Nervensystem und Körper, sobald die Gefahr vorüber ist. Wir fühlen uns wieder sicher, und der parasympathische Zustand der Ruhe und Entspannung tritt wieder ein. Dabei löst sich die körperliche Anspannung auf. Dieses Herunterfahren nach der Stresssituation ist notwendig, damit wir geistig, emotional und körperlich im Gleichgewicht sind. Wenn wir häufig in solche Anspannungszustände hineinkommen, kann es passieren, dass es dem Körper nicht mehr gelingt, diese Anspannungen aufzulösen.

Die Summe der vielen kleinen Anspannungen führt automatisch zu Verspannungen in der jeweiligen Körperpartie. Deshalb werde ich jetzt auf die einzelnen

Körperbereiche gezielt eingehen. Wir werden gemeinsam schauen, woher die Spannungen aus der emotionalen Perspektive kommen können. Parallel erarbeiten wir uns Strategien und lernen Impulse kennen, um diese Anspannungen Schritt für Schritt auf der körperlichen Ebene wieder aufzulösen.

Hochinteressant finde ich, dass das Auflösen der tiefsitzenden Spannungen, die im Körper gespeichert sind, im ersten Moment dazu führen kann, dass wir aus dem Gleichgewicht kommen. Sowohl unser Körper als auch unser Geist und unsere Seele durchleben auf eine sanfte Art und Weise noch einmal genau das, was dazu geführt hat, dass diese Anspannungen im Körper entstanden sind.

Durch die yogische Praxis lernen wir, mit uns selbst immer achtsamer umzugehen. Sie werden erleben, dass Sie sich in Ihrem Körper und in Ihrem Leben viel wohler fühlen, wenn Sie die Anspannungen in Ihrer Hüfte aufgelöst haben. Dies spiegelt sich sowohl in der persönlichen Stimmungslage wider als auch in der nächtlichen Ruhe. Sie werden Ihre persönlichen Grenzen deutlicher wahrnehmen und kommen seltener in einen Zustand der Erschöpfung. Sie werden erleben, dass Sie sich vitaler fühlen und in Ihrem Körper ruhen. Sie entwickeln ein Gefühl des »Verankertseins« in Ihrem Leben, Sie fühlen sich verbunden mit dem, was ist. Es breitet sich ein Gefühl von Sicherheit in Ihnen aus, was dazu führt, dass sich Ihr Herz öffnet und Sie das Leben genießen können, auch wenn es mal schwierige Phasen gibt.

Sicherlich werden auch Sie sich viel wohler fühlen, wenn es Ihnen gelingt, Ihre Anspannungen zu lösen. Dieses Buch wird Ihnen dabei helfen.

Spannungen im unteren Rücken lösen

Nehmen wir zuerst unseren unteren Rücken einmal ganz genau unter die Lupe. Dieser Bereich überspannt die tiefen Rückenmuskeln, den Raum zwischen der 12. Rippe und dem Becken. Er mobilisiert und schützt die Bauchorgane und fördert eine kontrollierte Vorwärtsbeugung. Auch die Rückwärts- und Seitwärtsbeugung werden aus dem unteren Rücken gesteuert. Bei einer normalen Wirbelsäulenkrümmung im unteren Rückenbereich bleibt die gesamte Elastizität in der Wirbelsäule erhalten. Denn genau dadurch gelingt es uns, Stöße zu absorbieren und die Verbindung zwischen Becken und Brustkorb in der Aufrichtung auf der vertikalen Ebene zu gewährleisten.

Ziel ist es, im unteren Rücken stark und zugleich geschmeidig zu sein. Dabei unterstützt uns Yoga ganz bewusst, denn hier lösen wir die Verspannungen im Rücken und bauen zugleich Kraft auf. Die Übungen in diesem Buch erfüllen also beide Anforderungen: Förderung der Geschmeidigkeit und auch der Stabilität. Die regelmäßige Praxis über einen längeren Zeitraum unterstützt den gesamten Rücken. Haben Sie chronische Schmerzen, ist es wichtig, in Kontakt mit Ihrem Arzt und Physiotherapeuten zu bleiben.

Woher kommen die Schmerzen?

Es gibt eine Vielzahl von Ursachen für Schmerzen im unteren Rücken. Eine Einschränkung oder Zerrung kann plötzlich auftreten oder sich im Laufe der Zeit durch eine Fehlhaltung entwickeln. Überprüfen Sie erst einmal, ob Sie es mit einer Zerrung oder einer Verstauchung zu tun haben. Um eine Verstauchung handelt es sich, wenn Bänder reißen oder überdehnt wurden. Bänder können wir uns als faserartige Gewebeteile vorstellen, die die Knochen miteinander verbinden. Von einer Muskelzerrung sprechen wir, wenn die Fasern an einem Muskel durch Überdehnung oder Überlastung gerissen sind.

Im unteren Rücken kann es auch zu Entzündungen beziehungsweise zu Schwellungen kommen. Dies sind Reaktionen des Körpers auf eine Verletzung. Gerade wenn Blut in ein verletztes Gewebe eintritt, ist diese Stelle empfindlich und die Muskeln können verkrampfen oder sich entzünden. Das wird durch starken Schmerz begleitet.

Probleme im unteren Rücken können in verschiedene Bereiche des Körpers ausstrahlen: in die Hüfte, ins Becken, ins Gesäß und bis hinunter zu den Kniesehnen. Wenn wir es nicht gerade mit einem Riss der Muskulatur zu tun haben, wird die Regeneration nur ein paar Tage dauern. Der Schmerz wird jedoch bei bestimmten Übungen und Körperhaltungen verstärkt. So kann der Heilungsprozess, wenn die Schonung nicht eingehalten wird, auch zwei bis sechs Wochen lang andauern. Ein Riss in der Muskulatur kann sich sogar über Monate hinweg ziehen.

Der untere Rücken und unsere Gefühle

Wenn unsere Rückenschmerzen nicht durch eine akute Verletzung, zum Beispiel eine Verstauchung, verursacht sind, können wir uns fragen, ob uns die Rückenschmerzen etwas sagen möchten. Könnten wir es hier eventuell mit festgefahrenen Emotionen zu tun haben?

Der dreieckige Knochen des Kreuzbeins befindet sich am Fundament der Wirbelsäule. Er wird im Lateinischen als »heiliger Knochen« bezeichnet. Darin speichert sich das Gefühl der Angst. Wenn wir etwas in unserem Leben verloren haben und wissen, wie schmerzhaft dieses Erlebnis war, kann sich diese Angst im Kreuzbein bemerkbar machen, auch wenn wir uns nur mit dem Gedanken an einen neuen Verlust befassen.

Die Vorbeugung der Wirbelsäule unterstützt uns dabei, eingespeicherte Gefühle aus dieser Region loszulassen. Achten Sie mal darauf: Ein schreiendes Kind beugt sich leicht nach vorn. Es brüllt die Gefühle der Angst heraus. Der Impuls, die Angst und den inneren Schmerz herauszuschreien, kann heilend auf die Körperregionen im unteren Rücken wirken. Deshalb wird häufig empfohlen, einfach mal in den Wald zu gehen und den inneren Brüller rauszulassen. Dabei lassen Sie das los, was dort gespeichert und gehalten wird.

Auch die Rückenlage, die Beine angewinkelt, zum Beispiel in einer Happy-Baby-Haltung (Seite 118), wirkt sehr entlastend. Oder stellen Sie sich vor, wie Sie in der tiefen Hocke (Seite 46) den unteren Rücken ganz weit öffnen. Sie lassen alles los, alle Gefühle der Ängste, der Traurigkeit, der Anspannung. Sie lösen das Gefühl von Scham völlig auf.

Zusätzlich sorgt die Meditation für innere Entlastung, für Reinigung und Befreiung der Rückenpartie. Hilfreich ist es, beim Meditieren eine Hand auf den unteren Bauch zu legen, um die Energie aus der Hand über den unteren Bauch bis in den unteren Rücken erstrahlen zu lassen. Bleiben Sie mit Ihrem Bewusstsein ganz bei sich, wenn Sie in dieser Haltung verweilen, um den Rücken zu entspannen. Hierbei können Sie sich selbst mit einer Absicht oder einer Affirmation zu unterstützen. Zum Beispiel sagen Sie zu sich selbst: »Ich habe die Fähigkeit, mich jetzt aus dem tiefsten Anteil meines Wesens zu heilen.« Sprechen Sie diese Worte

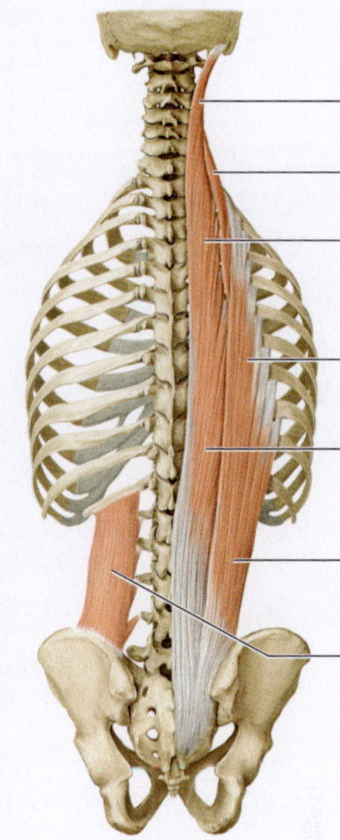

Schünke M, Schulte E, Schumacher U. PROMETHEUS LernAtlas, Grafiken: Voll M, und Wesker K; Thieme; 2018

Die tiefen Rückenmuskeln überspannen den Bereich zwischen Rippen und Becken.

mehrfach aus. Fühlen Sie die Wirkung Ihrer Worte und vertrauen Sie darauf, dass sich alles so einpendelt, wie es für Sie am besten ist.

Überlegen Sie, welche Situationen sich in Ihrem Leben verändert haben, als Ihre Schmerzen begannen. Gibt es etwas, das Sie belastet? Nehmen Sie wahr, wie Ihr Körper auf unangenehme Situationen reagiert. Hat sich in letzter Zeit Ihre Beziehung zu Ihren Freunden oder Familienmitgliedern verändert? Befinden Sie sich aktuell in einer stressigen Lebenssituation? Wie sieht es mit Ihrer finanziellen Situation aus? Wenn Sie sich diese Fragen stellen und tatsächlich ein paar Faktoren entdecken, die im Ungleichgewicht sind, lassen Sie sich unterstützen und finden Sie baldmöglichst eine für Sie und Ihre wichtigsten Mitmenschen ausgewogene harmonische Lösung.

Natürlich ist es nicht angenehm, emotionale Ursachen für Rückenschmerzen zu entdecken. Die Entdeckung ist aber nur der erste Schritt, dann folgen weitere:

- Bewegung senkt das Risiko für Rückenschmerzen.
- Entspannung hilft Ihnen, Rückenschmerzen aufzulösen und zu erkennen, ob Sie gerade dabei sind, etwas zu tun, was mit Ihrem Seelenwesen nicht im Einklang ist.
- Meditation unterstützt Sie, Ihr Mindset neu zu programmieren. Sie erkennen die Gedanken, die Ihnen weniger guttun, und finden Wege, um diese neu zu programmieren. Dies erfordert einen liebevollen achtsamen Umgang mit sich selbst.

Häufig wissen wir ganz genau, was uns guttäte und wie wir dahin kommen. Wie erleben Sie sich selbst? Gelingt es Ihnen mit Leichtigkeit, Ihre Ziele zu erreichen? Wenn es Ihnen manchmal etwas schwerefällt, können Sie Ihre Gedankenmuster mal genau unter die Lupe nehmen.

Die Gedanken verändern

Tagtäglich haben wir die Möglichkeit, Neues zu erlernen und uns weiterzuentwickeln, uns zu verbessern und die eigenen Schwächen in Stärken umzuwandeln. Nehmen Sie sich die Zeit, um zu identifizieren, welche Gedanken und Verhaltensmuster neu überdacht werden sollten. Wussten Sie, dass Sie über 50 000 Gedanken tagtäglich in Ihrem Kopf haben? Was sind das für Gedanken? Gedanken, die Sie bremsen und schlechte Gefühle erzeugen? Oder solche, die Ihnen den Impuls geben, über Ihre Grenzen hinauszuwachsen? Die Sie dazu führen, etwas Neues auszuprobieren und sich das ganz bewusst vorzunehmen? Welche Gedanken haben Sie spätestens einen Tag, nachdem Sie sich etwas vorgenommen haben? Vielleicht: Ich werde mich sicher blamieren! Das können andere viel besser als ich! Damit fange ich später an, wenn ich etwas geübter bin! Das kann ich mir nicht leisten! Welche Gefühle erzeugen diese Gedanken? Würden Sie diese Gedanken mit Ihrer besten Freundin teilen? Wenn Sie eine Zwischeninstanz (eine Art Gedanken-Polizei) regelmäßig in Ihre Gedanken einbauen, erkennen Sie sehr schnell, ob Ihre Gedanken wohltuend sind oder für Schmerzen und Einschränkungen sorgen.

Ohne es zu merken, haben wir alle kleine Einschränkungen, die unseren Alltag beeinträchtigen und uns daran hindern, unseren persönlichen Seelenweg zu gehen. Gedanken der Angst, Gedanken des

Egos, Angst vor Machtverlust. Wichtig ist, dass wir sie erkennen und Strategien entwickeln, um uns neu zu programmieren. Die wichtige Frage hierbei ist: Wovor möchte mich diese Angst beschützen? Welches ursprüngliche Erlebnis hat zu dieser Urangst geführt? Haben Sie einen negativen Gedanken, der Sie einschränkt, identifiziert, wandeln Sie ihn in einen positiven um. Zum Beispiel: »Ich kann das nicht!« wird zu »Das wird gut klappen, ich gebe einfach mein Bestes«. Wie fühlt sich das für Sie an?

Hüftverspannungen lösen

Im Laufe meine Tätigkeit als Yogalehrerin habe ich es am häufigsten mit »engen« Hüften zu tun gehabt. Die meisten Menschen, die darunter leiden, haben selbst noch gar nicht registriert, dass sich bei ihnen im Hüftbereich eine ausgesprochene Enge etabliert hat. Die körperliche Einengung fällt ihnen erst dann auf, wenn sie mit ganz einfachen Asanas konfrontiert werden und erstaunt sind, wie herausfordernd diese in der Ausführung sind. Wenn ich meine Kunden dann frage, wie ihr Alltag im Allgemeinen aussieht, lautet die Antwort oft, dass sie viel Zeit am Schreibtisch verbringen und sehr wenig Zeit für Bewegung zur Verfügung haben.

Man kann sich die Hüfte als ein Netzwerk von verschiedenen Muskeln vorstellen, die sich sowohl mit den Beinen als auch mit dem Gesäß und dem Rücken verbinden. In der sitzenden Position ist die Muskulatur im Hüftbereich angespannt, die Muskeln sind verkürzt. Unser Körper passt sich den Anforderungen in der Regel an. Das bedeutet, wenn wir keine Gegenbewegung in den Alltag integrieren, ist es die positive Absicht unseres Körpers, diese Verkürzung aufrechtzuerhalten.

Es ist wichtig, dass die Muskulatur im Hüftbeuger mit dem Gegenspieler im Gesäß im Gleichgewicht ist. Wenn dort eine einseitige Belastung entsteht, überträgt sich diese auf die Gelenke und Bänder, und das Fundament für Schmerzen ist gelegt. Wenn wir laufen oder rennen

Die Hüftbeuger verbinden die Oberschenkel mit den Hüften.

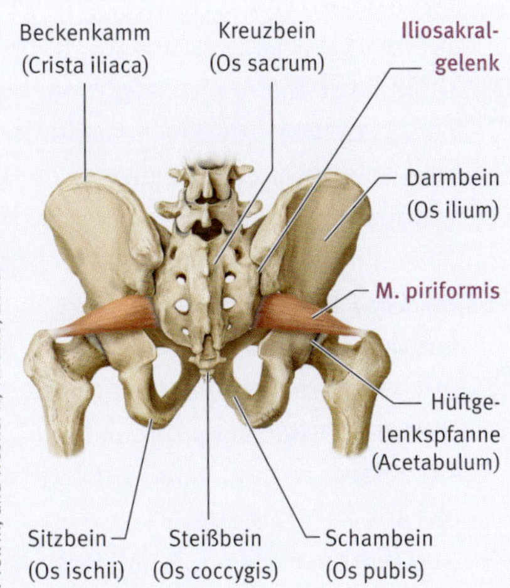

Schünke M, Schulte E, Schumacher U. PROMETHEUS LernAtlas, Grafiken: Voll M, und Wesker K; Thieme; 2018

beziehungsweise Treppen steigen, ist der Hüftbeuger genauso aktiv verkürzt wie beim Sitzen. Das ist erst mal kein Problem, wenn wir bewusst die Gegenbewegung einbauen, um den Hüftbeuger zu strecken.

Wenn ich vom Hüftbeuger spreche, dann meine ich eine Gruppe von Muskeln, die um den Oberschenkel oben und seitlich am Hüftknochen positioniert sind und teilweise bis zur Kniescheibe verlaufen. Deshalb können sich durch diese Verkürzung Probleme auf die Knie übertragen. Wir kommen also nicht umhin, unserer sitzenden Tätigkeit mit bewusster Gegendehnung entgegenzuwirken. So vermeiden wir es, eine Einschränkung der Bewegungsfreiheit in Kauf zu nehmen.

Die Hüfte und unsere Gefühle

Wenn es uns gelingt, uns mit unseren Gefühlen auseinanderzusetzen, sie fließen zu lassen und ihnen nachzuspüren, wird sich im Körper eine unglaubliche Entspannung ausbreiten. Erleben Sie Ihre Emotionen ganz bewusst, genießen Sie es, diese zu spüren. Wenn Sie es zulassen, werden Ihre Emotionen Stück für Stück erst langsam und später immer intensiver an die Oberfläche kommen. Sie werden sukzessive lernen, damit umzugehen.

Konzentrieren Sie sich dabei auf Ihre Atmung. Sie bietet Ihnen die Möglichkeit, bei sich zu bleiben. Atmen Sie ganz entspannt und gleichmäßig tief in den unteren Bauchraum und spüren Sie tief in den unteren Rücken. Sie müssen nichts perfekt machen, sondern einfach nur damit anfangen. Im Laufe der Zeit wird es Ihnen immer leichterfallen.

Bleiben Sie bei Ihrem Körper, bei Ihren Gefühlen, bei Ihren Emotionen, wenn sie auftauchen. Immer wieder werden Sie feststellen, dass Sie die Luft anhalten, dass Ihre Atmung flach wird. Dann machen Sie sich bewusst, dass Sie Ihre Emotionen zulassen wollen, und atmen Sie gleichmäßig und ruhig tief bis in Ihr Becken und Ihre Hüfte. Bleiben Sie mit Ihrer Aufmerksamkeit vollkommen bei sich, nehmen Sie Ihre Empfindungen und Ihren Körper ganz bewusst war.

Wenn Gefühle im Körper erdrückend und eng sind oder Sie aufwühlen wie ein Wirbelsturm, wenn es Ihnen mal kalt wird oder ein Kribbeln entsteht, wenn Sie wütend werden oder in Tränen ausbrechen möchten – lassen Sie das zu! Seien Sie gespannt, was als Nächstes kommt. Sie werden immer mal wieder den Impuls haben, vor sich selbst zu flüchten. Das ist vollkommen normal. Jedes Mal, wenn Sie diesem Fluchtversuch widerstehen, sind Sie ein Stück stärker geworden. Sie haben den Schritt geschafft, noch mehr in Ihrem Körper zu ruhen.

Suchen Sie sich eine Vertrauensperson, mit der Sie über Ihre Empfindungen sprechen können, denn es wird Momente geben, in denen Ihre Gefühle Sie überwältigen. Und es tut einfach gut, wenn Sie mit jemandem kommunizieren können, wenn Sie nicht alles mit sich allein ausmachen müssen. Vielleicht ist es eine weitere Person, die diese Yogapraxis genauso liebt wie Sie, vielleicht ein Familienmitglied, vielleicht ein Therapeut. Alternativ können Sie auch Tagebuch zu führen, denn auch sich etwas von der Seele zu schreiben, kann befreiend und heilsam sein.

Beckenverspannungen lösen

Betrachten wir unser Becken als zwei verschiedenen Hälften, die durch eine Knorpelscheibe verbunden werden. Diese Verbindung am Schambein vereint das Kreuzbein mit dem Beckenknochen und wird durch Bänder und Muskeln symmetrisch unterstützt. Diese Anatomie ermöglicht es beiden Seiten des Beckens, unterschiedlich zu agieren, wie wir es beispielsweise beim Gehen erleben. Gehen ist eine asymmetrische Bewegung, ein Bein ist vorn und das andere hinten. So schwankt auch das Becken von rechts nach links.

In der Yogapraxis gibt es verschiedene Asanas, bei denen wir uns bemühen, beide vorderen Hüftknochen jeweils parallel ausgerichtet zur Vorderseite des kürzeren Mattenrandes zu positionieren. Diese Absicht kann für viele Menschen ein unmögliches Ziel sein, da ihre Hüfte nicht ganz symmetrisch ist. Bei der Ausführung der Asana Krieger I (Seite 62) zum Beispiel kann es schnell passieren, dass das vordere Hüftbein etwas höher ist als das hintere. Für eine Symmetrie bei einem so asymmetrischen Schritt benötigen wir die Unterstützung der Muskulatur im Beckenboden und der gesamten Wirbelsäule, die gegen diese Rotation arbeitet, um Stabilität im Hüftgelenk und die Aufrichtung in der Wirbelsäule zu ermöglichen.

Vielleicht fragen Sie sich, warum die linke Seite Ihres Beckens weniger beweglich ist als die rechte. Das kann damit zusammenhängen, dass der Körper rechts und links im Inneren durch die asymmetrisch angeordneten Organe Leber und Dickdarm ein völlig anderes Gewicht tragen muss. Dadurch können sich auch Verspannungen bilden. Durch die Yogapraxis können wir diese einseitige Mobilität bewusst ausgleichen. Im Schneidersitz kippen wir unser Becken nach vorn und nach hinten, um dadurch den unteren Rücken entweder zu strecken oder wie einen Katzenbuckel zu runden.

Zusätzlich zu dem Beckenkippen nach vorn oder nach hinten gibt es auch die Seitneigung im Becken. Wenn nun eine Hüfte höher ist als die andere, kann dies zu einem Ungleichgewicht in der Muskulatur führen, was sich durch eine Skoliose oder ein Beinlängenunterschied ausdrücken kann.

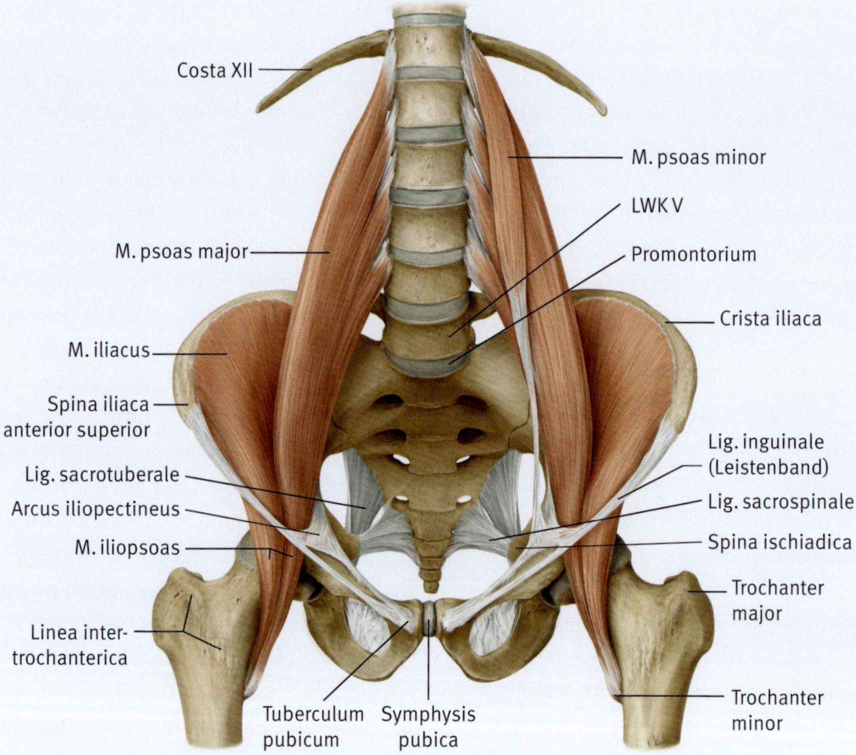

Bänder und Muskeln unterstützen die Verbindung von Kreuzbein und Becken.

Die neutrale Haltung ist das Effizienteste, was wir für unsere Wirbelsäule tun können. Die Wirbelsäule steht in Verbindung mit dem Becken, und diese beiden werden als Fundament des Körpers bezeichnet. Wenn es uns gelingt, die Wirbelsäule und die Hüfte optimal auszurichten, hat die Wirbelsäule aus der Profilansicht eine doppelte S-Form. Da es in unserer Gesellschaft üblich ist, lange Zeit zu sitzen, stehen viele Menschen vor der Herausforderung, eine neutrale Position im Becken aufrechtzuerhalten.

Ziel der Yogapraxis ist es, unser Becken wieder in eine neutrale Position zu bekommen. Dadurch vermeiden wir Rückenschmerzen, aber auch ausstrahlende Schmerzen zu den Knien, zur Hüfte, in den Bauchraum, in den Darm und zum Ischiasnerv. Denn alles steht miteinander in Verbindung.

Das Becken und unsere Gefühle

Herausforderungen und Schmerzen im Beckenraum können einen emotionalen Anteil, der nicht verarbeitet wurde, in sich tragen. Gefühle können wir als Energie, die als Reaktion auf Erlebtes durch unseren Körper fließt, verstehen. So verarbeiten wir unsere Erfahrungen und Erlebnisse und lernen daraus. Wir sollten daraus aber nicht nur lernen, wie wir damit umgegangen sind, sondern wir müssen auch lernen, sie loszulassen. So bleiben die Gefühle und Emotionen im Fluss. Aus dem emotionalen Fluss geraten sie erst dann, wenn wir sie unterdrücken. Dies geschieht, wenn wir eine unangenehme Erfahrung oder Bedrohung im Gehirn nicht verarbeitet haben.

Als Kind hatte ich zum Beispiel das Gefühl, dass meine Mutter meine Tränen nicht aushalten konnte. Also habe ich mir angewöhnt, meine Tränen zu unterdrücken. Meine Oma hatte große Schwierigkeiten im Umgang mit meiner Wut, also entwickelte ich eine Strategie, wie ich meine Wut im Zaum halten konnte. Ich lernte von klein auf, meine Gefühle zu unterdrücken oder zu steuern, um meine Mitmenschen damit nicht aus dem Gleichgewicht zu bringen. Die Kontrolle dieser Gefühle führte bei mir zur chronischen Anspannung meiner Muskulatur. Dies hat sich auf das gesamte Gewebe, die Faszien und die Nerven ausgewirkt.

Selbstverständlich kann uns ein Physiotherapeut beibringen, die Muskulatur zu entspannen. Wenn dahinter aber eine emotionale Ursache versteckt ist, kommen wir nicht darum herum, tiefer zu schauen. Diese Reise können wir dann beginnen, wenn wir uns in unserer Umgebung sicher, behütet und wohlfühlen. Wir müssen unsere eigenen unbewussten Schutzmechanismen bewusst an die Oberfläche bringen und lernen, diese Emotionen zu fühlen und fließen zu lassen. Werden die Emotionen kontrolliert, ist das vergleichbar mit einem Staudamm. Die Energie kommt ins Stocken und alles drumherum muss sich anspannen, es entstehen Widerstände. Wenn wir unsere Emotionen nicht mehr als Bedrohung wahrnehmen, erkennen wir, dass es sicher und gut ist, Gefühle zu spüren, und können dabei die Muskulatur entspannen. Wichtig ist, dass Sie geduldig mit sich selbst umgehen, denn dieser Prozess braucht seine Zeit.

Die Körperhaltung unter der Lupe

In unserem Körper hängt alles zusammen, eine Fehlhaltung kann Schmerzen in einer anderen Körperregion verursachen. Daher ist die richtige Körperhaltung entscheidend für unser Wohlbefinden.

Wissen Sie, wie Ihre Körperhaltung aussieht? Meistens gerade und aufrecht oder eher rund und irgendwie verbogen? Lassen Sie sich in der nächsten Woche mehrmals von einer Kollegin oder Ihrem Partner fotografieren, während Sie Ihrer Arbeit nachgehen oder auf dem Sofa ausruhen. Wie oft sitzen Sie beim Lesen mit einem Rundrücken oder seitlich völlig schief verdreht da?

Was ist eine »gute« Körperhaltung?

Wenn ich als Lehrerin meine Schüler durchscanne, um zu sehen, wie ihre Haltung ist, dann fange ich in der Regel am Fundament an: Ich schaue, wie die Füße positioniert sind. Der Stand und der Sitz sollten so ökonomisch wie möglich sein. Man sollte also seine Haltung mit dem geringsten Aufwand an muskulärer Kraft aufrechterhalten können. Effizient ist es zum Beispiel, wenn die Hüfte schmal geöffnet ist und man von den Füßen über die Knie, die Hüfte, die Schultern bis zu den Ohren gerade steht. Da wir uns in diesem Buch mit Hüfte, Becken und Rücken beschäftigen, werde ich hierauf näher eingehen.

Optimale Haltung des Beckens im Sitzen oder Stehen

Das Ziel ist es, unser Becken neutral zu halten. In einer neutralen Haltung ist es weder geneigt oder gedreht, gedrückt oder angehoben. Im Alltag ist das gar nicht so einfach, denn häufig müssen wir einseitige Bewegungen ausführen, zum Beispiel, wenn wir uns auf dem Bürostuhl immer wieder in eine bestimmte Richtung drehen. Wenn wir unser Becken immer wieder kippen oder drehen und dies durch unzählige Wiederholungen zu einem bestimmten Muster wird, kann ein Ungleichgewicht entstehen. Das nennt man eine dysfunktionale Haltung, die langfristig zu Schmerzen führen kann.

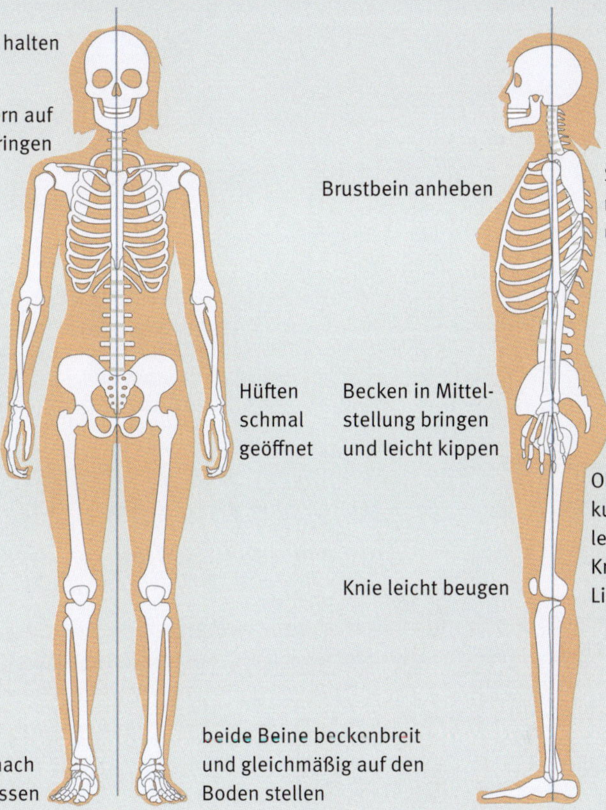

Eine gute Körperhaltung zeigt sich in einem ausbalancierten Skelett.

Dieses Ungleichgewicht führt zu komplett neuen Bewegungsmustern, die sich neurologisch mit unserem Gehirn verbinden. Das heißt, unser Gehirn empfindet dieses Ungleichgewicht als normal und müsste irgendwann wieder neu programmiert werden, wenn wir erkennen, wo der Fehler liegt. Nehmen Sie sich die Zeit, Ihren Körper wieder in seine Mitte zurückzubringen. Dafür ist eine ausgewogene Yogapraxis sehr hilfreich. Für einen gesunden unteren Rücken, ein gesundes Becken und eine gesunde Hüfte muss auch die Bauchmuskulatur miteinbezogen werden, denn sie gewährleistet eine neutrale Beckenhaltung. Sowohl die geraden als auch die schrägen Bauchmuskeln unterstützen uns dabei, unseren Brustkorb stabil zu halten.

Uddiyana Bandha

Für neutrales Becken aktivieren wir Uddiyana Bandha (lesen Sie mehr dazu im Kapitel »Die Bandhas – Schlösser der Lebensenergie«, Seite 34). Dazu ziehen Sie den unteren Bereich unterhalb vom Bauchnabel in Richtung Wirbelsäule und gleichzeitig nach oben. Dabei richten Sie Ihre Aufmerksamkeit darauf, dass Sie das Steißbein nach unten schieben, während

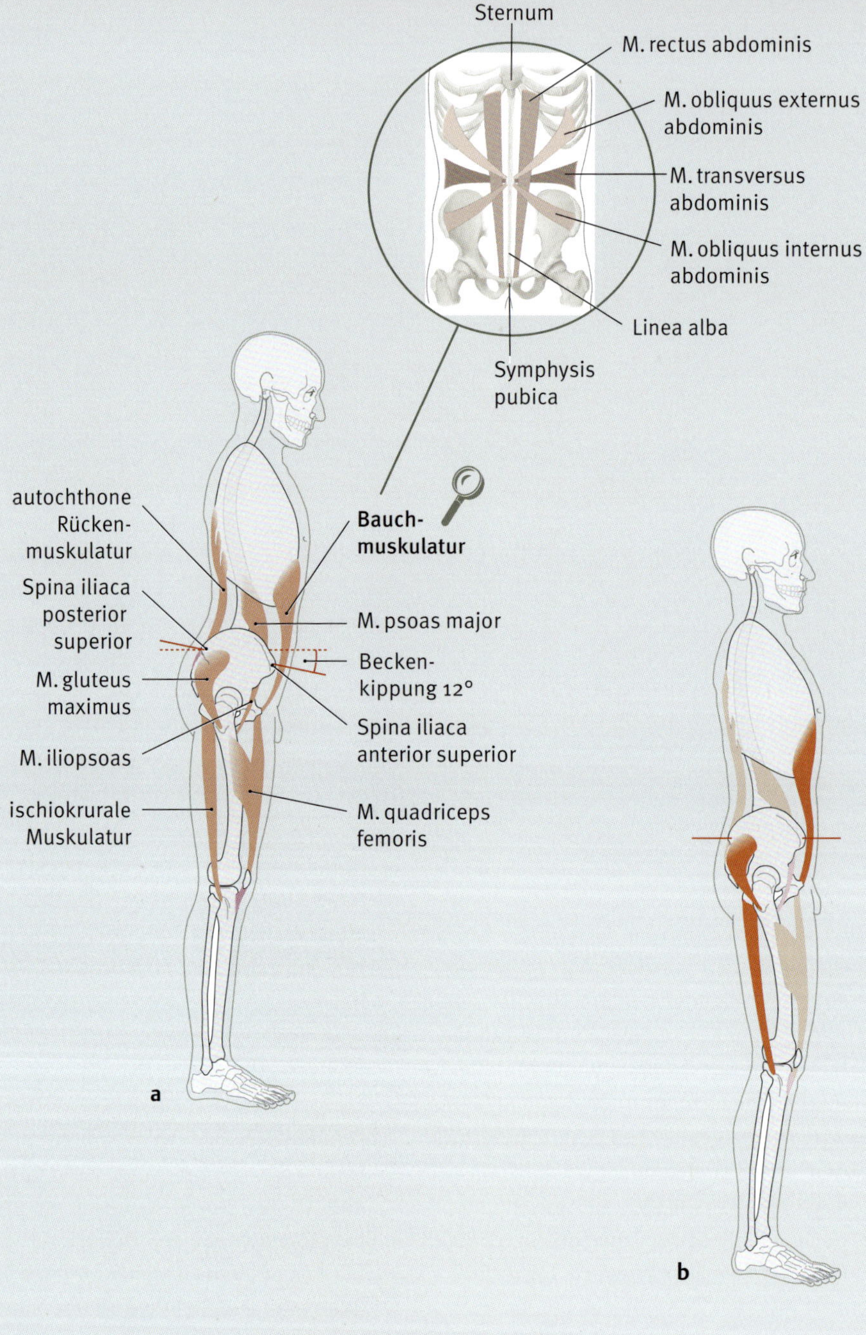

Verschiedene Muskelgruppen sorgen für eine gute Haltung. a) aktive normale Haltung; b) aktive stramme Haltung

Ihr Schambeinknochen wie ein Magnet nach oben gezogen wird.

Der Muskel Transversus abdominis hilft uns dabei, unseren Bauch wie ein strammer Gürtel in Form zu halten. Außerdem unterstützt er die Gesamtstabilität im Brustkorb und im Becken und wird bei allen Rumpfbewegungen aktiv gehalten. Der gerade Bauchmuskel ist im Stehen und beim Gehen aktiv, während er mithilft, das Becken beim Laufen angehoben zu halten. Bei jedem Schritt, den wir gehen, ist dieser Muskel damit beschäftigt, unseren Rumpf zu stabilisieren. Er hält die Spannung vom Schambein bis oben zur untersten Rippe aufrecht. Wenn wir uns drehen, unterstützt er uns dabei, wieder zurückzukommen. Wenn wir aktiv unseren Bauchnabel nach innen in Richtung Wirbelsäule ziehen, führt dies zu einer Kontraktion, die langfristig ermüdend ist und die die seitlichen schrägen Bauchmuskeln mit beansprucht.

Wenn wir unseren Bauchnabel in Richtung Wirbelsäule ziehen, sollten wir daher darauf achten, den Bauch flach zu halten. Das Ziel ist, dass wir den Bauch weder nach innen noch nach außen gestülpt halten, während unsere Wirbelsäule in ihrer natürlichen Krümmung bleibt. Über einen langen Rumpf mit flachem Bauch spannen wir den Bauchmuskel so bewusst an, dass eine Neigung unseres Beckens nach hinten nicht möglich ist. Die neutrale Position des Beckens fördert die Stabilität und schenkt uns damit mehr Kraft und Beweglichkeit in all den Bewegungsrichtungen, die wir aus unserer Körpermitte anstreben.

Optimale Haltung der Hüfte

Die Hüfte kann sich durch ihre Kugelgelenke auf verschiedene Weisen bewegen. Außerdem haben wir mehrere große und kleine Muskelgruppen, die unsere Hüfte stabilisieren. Wenn diese miteinander im Einklang arbeiten, gelingt es uns, im Lot zu stehen, zu laufen und sogar zu sitzen.

In Seitenlage sollten wir unsere Hüften übereinanderstapeln, sodass beide Beckenknochen und der Oberkörper wie Scheinwerfer nach vorn strahlen. Stellen Sie sich vor, dass der Rumpf etwas weiter nach vorn gedreht ist. Dann verschiebt sich das Becken und damit der Winkel des Beckenknochens zum Oberschenkelknochen, welcher in Verbindung mit dem Unterschenkel steht. Dadurch sind die Bänder um unser Knie herum angespannt, was zu Problemen in den Füßen führen kann. Sie erkennen auch hier den Zusammenhang zwischen Hüfte und dem gesamten Körper.

Mit Yoga zu einer kraftvollen Körpermitte

Körperliche Probleme haben häufig ihre Ursache in der Seele. Durch Yoga und Meditation lassen sich psychische Anspannungen lösen und die Körpermitte stärken.

Um die gesundheitliche Balance wiederherzustellen, schaut der Yogi gerne nach der spirituellen Bedeutung beziehungsweise Ursache für die gesundheitlichen Herausforderungen.

Körper und Gefühle sind verbunden

Schmerzen in der Lendenwirbelsäule kommen oft daher, dass man sich nicht 100-prozentig wohlfühlt, dort, wo man sich im Augenblick befindet. Es fehlt das Gefühl von Sicherheit und Angekommensein, zum Beispiel bei der Arbeit, bei engeren Freunden oder sogar in der Familie. Es ist wichtig, dass man sich auf einer tieferen Ebene verstanden und akzeptiert fühlt. Auch die sexuelle Orientierung und Akzeptanz spielen in diesem Bereich eine große Rolle.

Aus der spirituellen Perspektive stellt man sich die Frage, ob man alle Themen der Vergangenheit vollkommen verarbeitet hat oder ob es noch offene Projekte gibt. Das Beste, was Sie für Ihre persönliche Weiterentwicklung und innere Heilung tun können, ist, herauszufinden, was ihre persönliche Wahrheit ist. Nur dann sind Sie authentisch und können gute und für Sie richtige Entscheidungen treffen.

Der Psoas

In der Hüfte befindet sich der Psoas-Muskel. Er verbindet unseren Oberkörper mit dem unteren Körper und unsere Beine mit der Wirbelsäule. Auch der Atemhilfsmuskel am Zwerchfell steht mit ihm in Verbindung. Der Psoas ist den ganzen Tag aktiv. Wenn wir in Stress geraten, spannt er sich automatisch an. Diese Reaktion stammt noch aus den Zeiten, in denen Menschen vor wilden Tieren oder Feinden fliehen mussten. Heute sind die Auslöser eher psychischer Natur. Wenn wir die Anspannung nicht lösen können, zum Beispiel durch Rennen oder Kämpfen, bleibt sie bestehen – oft auch, wenn der Auslöser nicht mehr vorhanden ist. Aber wenn der Psoas angespannt ist, können wir nicht zur Ruhe kommen.

In der Umgangssprache der Yogalehrer wird der Psoas gerne als Seelenmuskel bezeichnet, denn hier speichern wir eine Menge Stress und ungelöste Konflikte wie Wut und Hilflosigkeit. Wenn diese Gefühle noch einmal zum Vorschein kommen, haben wir die Möglichkeit, diese aus der erwachsenen und erfahrenen Perspektive neu zu betrachten. Heute sind wir nicht mehr in dieser Situation und haben sicherlich ein bisschen Erfahrung gesammelt, um dieses Erlebnis aus der Vogelperspektive zu betrachten. Jetzt haben wir die Chance, uns selbst zu versorgen und möglicherweise auch zu trösten. Wir können uns nun die Anerkennung und das Verständnis geben, die wir damals gebraucht hätten.

Als ich in einer intensiven Yin-Yoga-Stunde meinen Psoas völlig in die Entspannung brachte, passierte etwas Außergewöhnliches: Je mehr ich losließ, desto bewusster spürte ich ein Zittern im Körper. So lösten sich die Anspannung und die gespeicherten Gefühle regelrecht aus dem Körper heraus. Als sich das Zittern gelegt hatte und ich völlig entspannt da lag, rollten mir Tränen über die Wangen. Ich spürte ein tiefes Gefühl von Traurigkeit und gleichzeitig auch Frieden. Meine innere Traurigkeit löste sich auf, denn die Themen, die im Psoas gelagert waren, hatten nichts mit der Gegenwart zu tun. In der Gegenwart hatte ich nichts zu bemängeln, mein Leben war wunderbar.

Möglicherweise haben Sie auch schon mal ein Zittern in Ihrem Becken gespürt, während Sie völlig entspannt waren. In diesem Moment waren Sie ganz bewusst in Verbindung mit Ihrem Psoas. Wenn wir uns entspannen, wenn wir uns wohlfühlen, fließt feinstoffliche Energie vermehrt in diesen Bereich.

Die Voraussetzung, um die offenen Baustellen in unserer Seele zu bearbeiten, ist es also, den Psoas, den Seelen- oder Stressmuskel, vollkommen zu entspannen. Diese Entspannung überträgt sich dann auf den gesamten Körper. Nehmen Sie sich Zeit, um hier alle Restspannung aufzulösen.

Spannungen auflösen

Natürlich stellt sich Ihnen nun die Frage: Wie schaffe ich es, die aufgebaute Spannung im Psoas zu lösen? Der erste Schritt besteht darin, dass Sie sich einen sicheren Raum schenken, in dem Sie sich wohlfühlen. Wenn Sie dann dort in Ihre Yogapraxis eintauchen und die Muskulatur ganz gezielt dehnen, kann es gut sein, dass dieser Muskel ein wenig zittert oder vibriert, denn dies ist die körperliche Methode, um genau dort Spannung aufzulösen. Das können Sie auch bei Tieren beobachten: Wenn sie Angst hatten und sich die aufgebaute Spannung im Körper wieder löst, beginnen sie zu zittern.

In der Yogapraxis lernen wir, ein Bewusstsein für unseren Psoas zu entwickeln. Wir lernen zu erkennen, wann sich der Muskel anspannt und was wir dafür tun müssen, damit er sich wieder entspannt. Durch die Entspannung wird unser parasympathisches Nervensystem in einen Zustand von Ruhe und Verdauung geleitet.

Jegliches Ungleichgewicht führt zu einer Verschiebung in Becken und Hüfte, und dies überträgt sich auf den gesamten Körper, manchmal sogar bis hoch zum Nacken. Übungen wie der heraufschauende Hund (Seite 84), der Krieger (Seite 48), die kleine Kobra (Seite 84) oder die Schulterbrücke (Seite 112) bringen den Psoas wieder in die Streckung. Eine Dysbalance erkennt man zum Beispiel an einem ausgeprägten Hohlkreuz.

Meditation

Körperliche Reaktionen auf Stress können auch bestehen bleiben, wenn der Auslöser nicht mehr gegeben ist. Um den Auslöser zu entlarven, nutzen wir als Yogi das stetig wachsende bewusste Nachempfinden von Situationen in der Meditation. Wenn es uns gelingt, unser Bewusstsein zu erweitern, um gegenwärtig präsent zu sein, beobachten wir, wie unser Körper auf unterschiedliche Situationen des Alltags reagiert. Wir erkennen Momente, in denen wir ungleichmäßig atmen oder verschiedene Körperbereiche außergewöhnlich stark anspannen. Genau dies sind die Situationen, in denen der Körper normalerweise Themen einspeichern würde, die nicht verarbeitet wurden. Wenn wir aber bewusst in der Gegenwart sind und den Vorgang erkennen, können wir unmittelbar darauf reagieren und gegensteuern.

Durch die zusätzlichen regelmäßigen körperlichen Übungen wird unser Lymphsystem aktiviert, was der Weiterleitung der weißen Blutkörperchen im gesamten Körper dient. Die Bewegung der Wirbelsäule sorgt für Entspannung in der Hüfte und im Beckenbereich.

Schüttelmeditation

Eine ganz spezielle und effektive Art der yogischen Bewegung ist die Schüttelmeditation des spirituellen Meisters Osho. Mit ihr hat er tausende Menschen zur absoluten Entspannung geführt. Diese Art von Meditation eignet sich hervorragend für alle, denen es schwerfällt, still zu sitzen.

Bei der Schüttelmeditation halten Sie die ganze Zeit die Augen geschlossen. Zu Beginn stehen Sie in der Berghaltung (Seite 52). Dann beginnen Sie allmählich mit leicht schwankenden Bewegungen, bis Sie sich so eingeschwungen haben, dass Sie zum Schütteln des gesamten Körpers übergehen. Dabei schütteln Sie alles an Anspannung und Ballast aus sich heraus. Der Körper fühlt sich vitalisiert und energetisiert.

Diese Technik wird gerne ganz zu Beginn in einem Yogakurs eingeführt. Wenn Sie das einmal in der Gruppe gemacht haben, ist es keine große Herausforderung, es für sich allein zu Hause zu praktizieren. Schütteln Sie in 5–30 Minuten den gesamten Stress aus Ihrem Körper heraus, je nach Ihrer körperlichen Verfassung und der zur Verfügung stehenden Zeit.

Im Anschluss legen Sie sich in Shavasana, die Endentspannung (Seite 124). Alternativ können Sie auch den Schneidersitz (Seite 92) wählen, was allerdings für viele zu Beginn eine Herausforderung ist. In diesem Fall lohnt es sich, ein Yogakissen unter der Hüfte zu positionieren.

Verschiedene Wege führen zum Ziel

Wenn wir körperliche Anspannungen aus dem Körper herausschütteln möchten, können wir auch auf verschiedene andere erprobte Techniken zurückgreifen. Gerade die Anspannung im Iliopsoas und Hüftbeuger wurde sehr erfolgreich von Dr. David Berceli bearbeitet. Er ist Autor mehrerer Bücher und Schöpfer eines ausgearbeiteten Entspannungsprogramms, um effizient und schnell körperliche Anspannungen im Becken und Hüftbereich aufzulösen. Er hat eine Reihe von Übungen miteinander verknüpft, die einen Ermüdungszustand herbeiführen, um damit einen natürlichen Reflexmechanismus des körperlichen Vibrierens und Schüttelns zu aktivieren. Dadurch löst er die Anspannung der Muskulatur auf, damit sich das Nervensystem völlig beruhigt. Dieses Entspannungsprogramm wirkt wie Yoga auf der körperlichen, geistigen und seelischen Ebene. Die Verflechtung dieser drei Säulen bringt auf ganzheitlicher Ebene Entspannung und ist damit das Fundament für eine Selbstheilung.

Wir alle bringen unterschiedliche Stress-Geschichten oder sogar traumatische Erlebnisse mit auf unsere Yogamatte. Durch unsere speziellen Erlebnisse und Erfahrungen sprechen wir auf unterschiedliche Art und Weise auf die verschiedenen Lösungsmöglichkeiten an. Wir können den Stress aus dem Körper schütteln oder mit einer ruhigen Yogaeinheit in die Hingabe eintauchen. Vielleicht hilft Ihnen eine Hatha-Sequenz oder Sie bevorzugen ein Vinyasa. Zu unterschiedlichen Tageszeiten oder Jahreszeiten sprechen mich verschiedene Strategien an. Probieren Sie einfach aus, was Ihnen guttut.

Das energetische Nervensystem

Unsere Lebensenergie strömt durch unseren Körper. Stress kann zu Blockaden an den Energiezentren führen, was körperliche und seelische Probleme verursacht. Durch Yoga lassen sich diese auflösen.

Als ich meine spirituelle Reise auf der Suche nach einem tieferen Verständnis meines inneren Wesens begann, stieß ich auf die sieben Chakras. Das sind Energiezentren, die im Körper von der Basis der Wirbelsäule bis hoch zur Krone des Kopfes angeordnet sind. Einige der Hauptchakra-Positionen haben eine große Ähnlichkeit mit dem Nervensystem, das wir in der westlichen Wissenschaft aus der Physiologie und Anatomie kennen.

Jedem Chakra sind Körperteile und Farben zugeordnet, sie haben aber auch eine mentale Bedeutung. Manche Chakras können eine Über- oder eine Unterfunktion aufweisen, während andere möglicherweise völlig blockiert sind. Dies hat einen direkten Einfluss auf unser körperliches Befinden, aber auch auf unsere Psyche. In diesem Buch konzentrieren wir uns auf das Wurzelchakra, das Sakralchakra und das Nabelchakra.

Wurzelchakra

Das Wurzelchakra liegt ganz unten am Steißbein. Ihm ist die Farbe Rot zugeordnet. Es ist das erste Chakra, darauf bauen alle weiteren Chakras auf. Das Wurzelchakra steht in Verbindung mit unserer Energie sowie dem Gefühl der Sicherheit, der Geborgenheit und der Erdung. Wenn wir Probleme im unteren Rücken haben, kann das Wurzelchakra blockiert sein. Dann fühlen wir uns lethargisch, müde und machen uns Sorgen. Wenn das Wurzelchakra ausgeglichen ist, fällt es uns leichter, in der Gegenwart zu sein, frei von Angst und Sorgen.

Sakralchakra

Das Sakralchakra steht in Verbindung mit der Hüfte, den Beckenorganen und auch mit dem unteren Rücken. Ihm ist die Farbe Orange zugeordnet. Sorgen Sie dafür, dass Sie Ihre Hüfte regelmäßig bewegen, zum

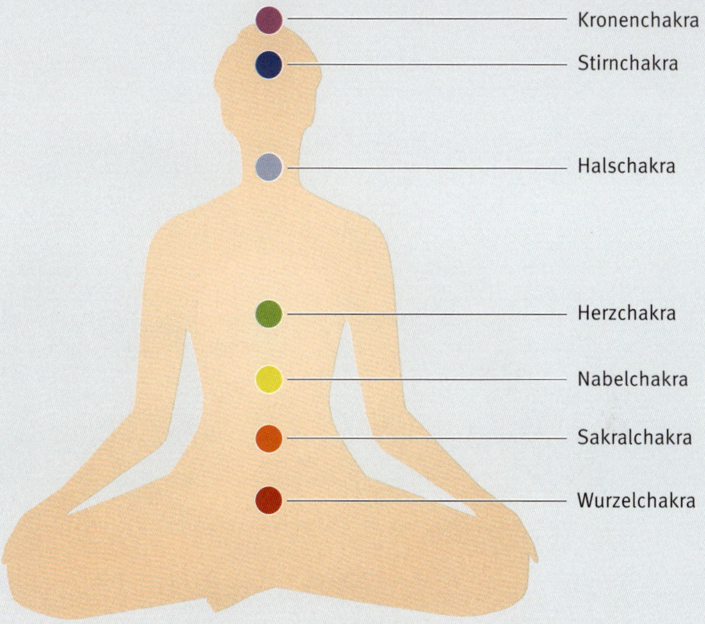

Römpke P. Yoga für gesunde Füße. Stuttgart: TRIAS; 2019

Beispiel mit den hüftöffnenden Asanas in diesem Buch. Auch unsere Fortpflanzungsorgane sowie der Liebesakt werden diesem Chakra zugeordnet. Erlauben Sie es sich, die Energie der Sexualität im Fluss zu halten. Im Sakralchakra geht es um Freiheit, Akzeptanz, Flexibilität und Kreativität. Wenn wir uns unserer Emotionen und Gefühle nicht bewusst sind, wird dieses Chakra geschwächt. Das, wofür Sie brennen, Ihre Hobbys und Ihre Leidenschaft, die Impulse aus Ihrer Seele sind wichtig und dürfen ausgelebt werden.

Nabelchakra

Das Nabelchakra befindet sich in der Nähe des Bauchnabels. Ihm ist die Farbe Gelb zugeordnet. Es steht in Verbindung mit unserem Bauchraum, der Bauchspeicheldrüse sowie der Leber. Wenn hier keine Balance gegeben ist, haben Sie möglicherweise Verdauungsprobleme, verbunden mit stechenden oder undefinierbaren Schmerzen im unteren Rücken. Manchmal hilft es, täglich etwas mehr Wasser zu trinken. Das Nabelchakra repräsentiert unsere Willenskraft. Stellen Sie sich Herausforderungen und seien Sie motiviert, Ihre Lebensabsicht zu verfolgen. Vergeben Sie sich alles, was in der Vergangenheit nicht so gelaufen ist, wie Sie es sich gewünscht hatten, und lernen Sie daraus.

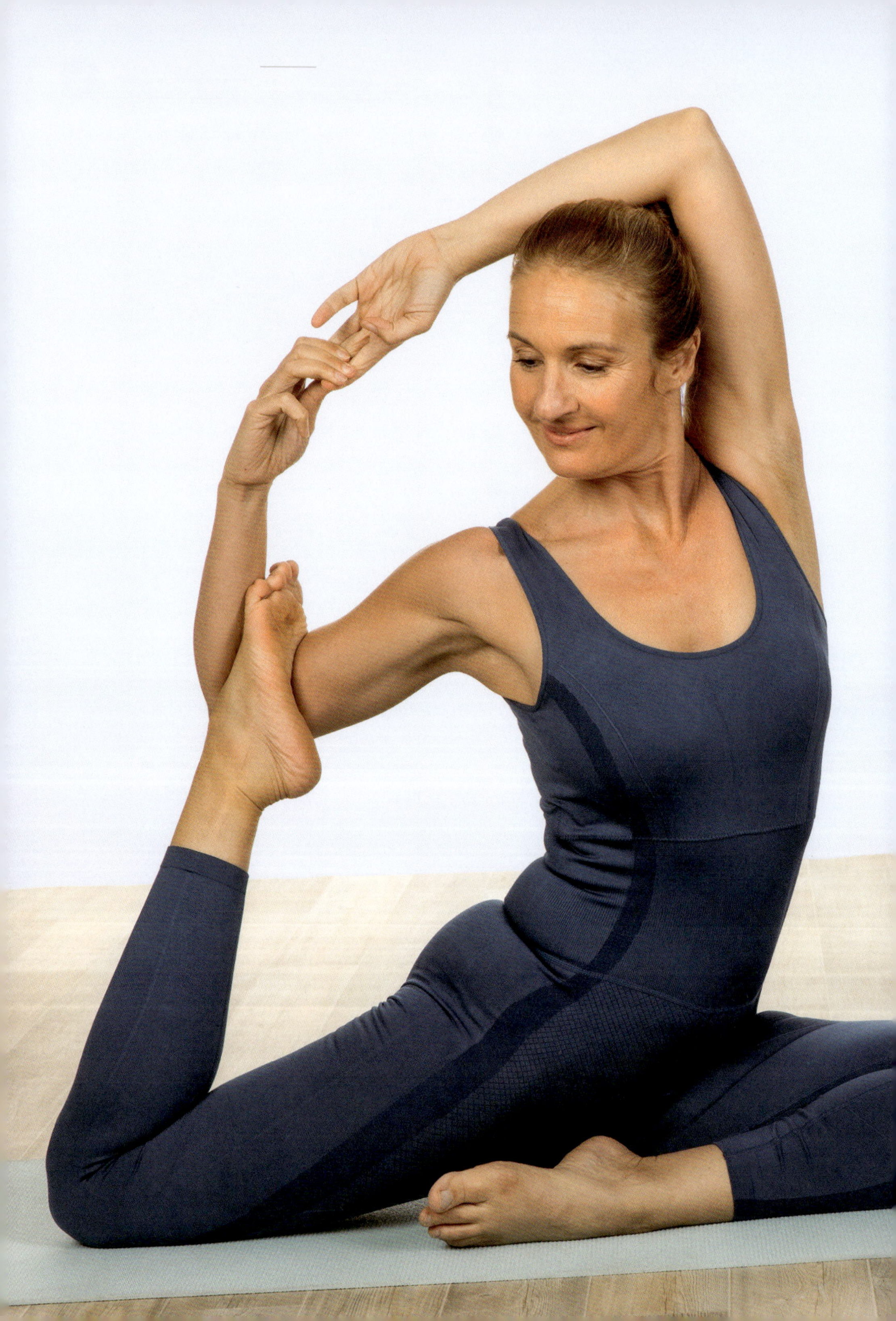

Yoga für Rücken, Hüfte und Becken

Hören Sie in sich hinein und finden Sie die Übungen, die zu Ihren Beschwerden und zu Ihrem Alltag passen. Bleiben Sie dran, Ihr Körper wird es Ihnen danken.

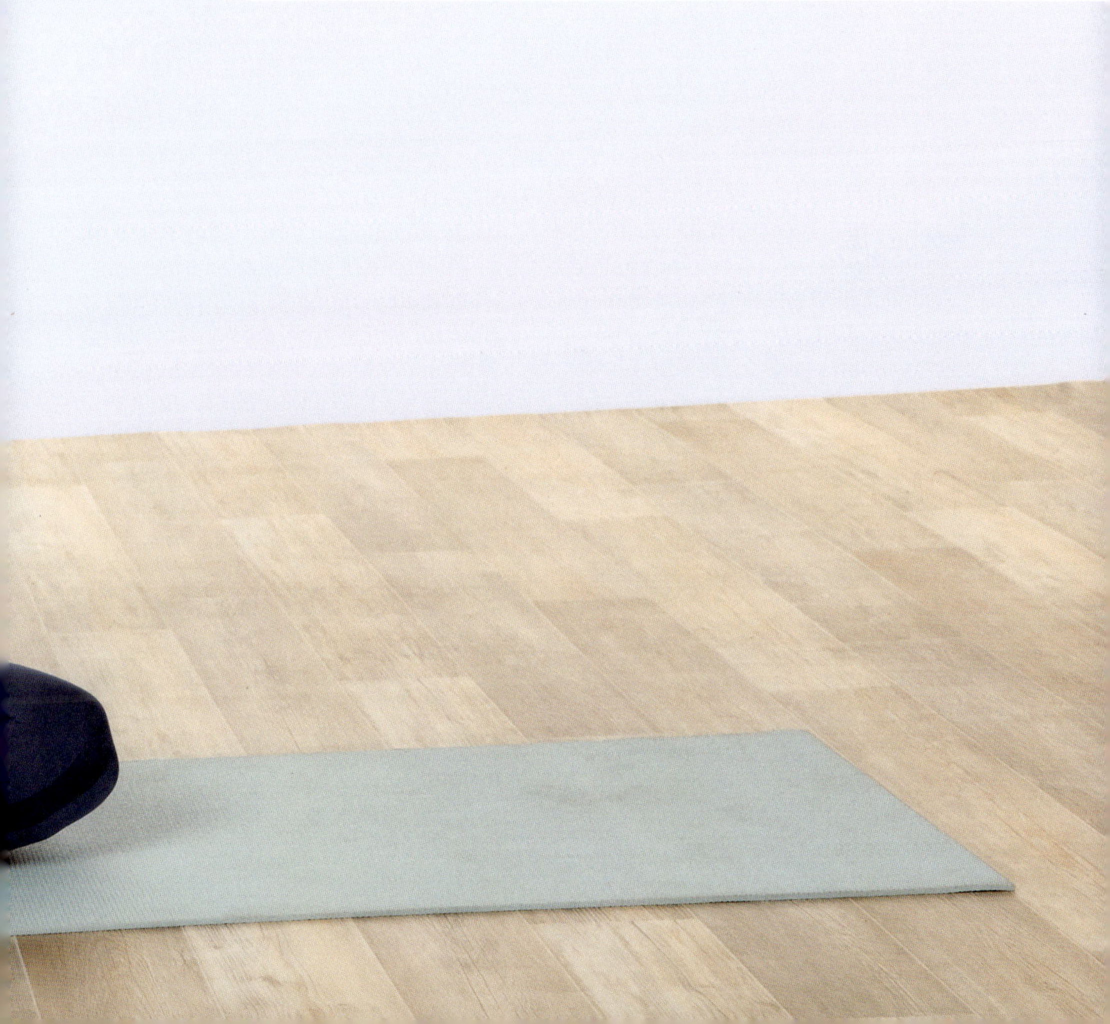

Richtig üben

Yoga lässt sich wunderbar in den Alltag integrieren. Alles, was Sie für Ihre Yogapraxis wissen müssen, finden Sie auf den folgenden Seiten.

Uns ist allen bewusst, wie wichtig die regelmäßige Praxis im Hinblick auf den persönlichen Erfolg und das Wohlbefinden ist. Egal, ob Sie schon viele Jahre auf der Yogamatte verbringen oder ob Sie gerade neu damit beginnen, aller Anfang mit einer neuen Absicht bringt seine kleinen Herausforderungen mit sich. Deshalb richten wir jetzt unsere Aufmerksamkeit darauf, wie wir diesen Beginn so einfach wie möglich gestalten können.

Mit kleinen Schritten zum Erfolg

Sie haben sich vorgenommen, etwas für Ihren Rücken, Ihre Hüfte und Ihr Becken zu tun. Sie haben sich dieses Buch gekauft und sind vermutlich sehr motiviert, damit anzufangen. Am Anfang ist die Motivation an sich mit einer enormen Antriebskraft verbunden. Sie stehen morgens auf und wissen, dass Sie am Abend Zeit auf der Matte verbringen werden. Mittags sind Sie immer noch sehr motiviert, die Vorfreude auf Ihre persönliche Zeit, auf die Yogapraxis sprudelt nur so aus Ihnen heraus. Am Nachmittag kann es passieren, dass Sie im Büro aufgehalten werden. Wenn Sie dann endlich völlig unterzuckert und müde zu Hause ankommen, sind alle Vorsätze bezüglich Ihrer Yogazeit aufgrund der absoluten Erschöpfung nicht mehr so stark ausgeprägt wie am Morgen. Das heißt, die Motivation allein wird nicht der Schlüssel zum Erfolg sein. Es erfordert eine enorme Disziplin, gegen den inneren Schweinehund zu agieren. Deshalb empfehle ich meinen Kunden immer wieder, mit kleinen Schritten anzufangen, ohne sich zu viel vorzunehmen.

Den persönlichen Rhythmus finden

Finden Sie Ihren persönlichen Trainingsrhythmus, liebevoll mit sich selbst, aber ohne Druck und trotzdem mit einer sanften Nachhaltigkeit. Sind Sie eher ein Morgen- oder ein Abendmensch? Manche haben auch in der Mittagszeit die Möglichkeit und Motivation, ihre Oase auf der Matte aufzusuchen.

Es ist sehr wichtig, beständig dranzubleiben, trotzdem spricht nichts dagegen, sich auch mal einen freien Tag zu gönnen. Gerne können Sie Ihre Einheiten ein wenig variieren, um Abwechslung in Ihrer Praxis zu gewinnen. Das erhöht oft die Vorfreude die nächste Einheit.

Yoga in den Alltag einbauen

Yoga muss aber nicht nur auf der Yogamatte zu Hause stattfinden. Sie können auch im Büro verschiedene Übungen machen. Integrieren Sie die ein oder andere Dehnung in Ihren Arbeitsalltag. Bauen Sie zum Beispiel, wenn Sie am Drucker stehen und warten, bis er angelaufen ist, ein paar Vor- und Rückbeugen ein. Integrieren Sie auch ein paar Seitneigungen. Bleiben Sie während des gesamten Tages beweglich. Diese Mobilisation können Sie auch auf Ihrem Bürostuhl ausführen. Stellen Sie sich einen Wecker und dehnen oder kräftigen Sie Ihre Muskulatur jede Stunde. Das sind nur kleine Einheiten in regelmäßigen Abständen, die aber viel bringen.

Was spricht dagegen, morgens und abends nach dem Zähneputzen die Hände am Waschbecken zu positionieren, zwei große Schritte nach hinten zu machen und eine Variation des herabschauenden Hundes (Seite 78) einzubauen? Sie können auch einen Baum (Seite 64) mit der Stütze des Waschbeckens üben.

Wenn Sie beim Bäcker in der Schlange stehen, können Sie einen inneren Bodyscan durchführen und Ihre körperliche Aufrichtung unter die Lupe nehmen. Wie stehen oder gehen Sie in Ihrem Alltag? Wohin verlagert sich Ihr Körpergewicht?

Wenn Sie verreist sind, spricht nichts dagegen, die neue Umgebung bei einer Geh-Meditation zu erkunden. Wenn Sie sich erkältet haben, können Sie sich eingehüllt in einer kuscheligen Decke unter einen Baum oder auf den Balkon setzen und ein paar Minuten für eine tiefe liebevolle Meditation einplanen.

Bewusste Atmung lässt sich immer integrieren. Bauen Sie eine kleine Pranayama-Einheit ein, während Sie im Auto sitzen und die Ampel gerade rot ist. Wie oft halten wir die Luft an, ohne es direkt zu merken? Deshalb ist es wichtig, immer mal wieder das Bewusstsein auf sich selbst zu richten. Wenn Ihnen dies gelingt, feiern Sie Ihren Erfolg! Sie sind über Ihre normale Grenze hinausgewachsen. Darauf können Sie stolz sein.

Viele Menschen denken, dass diese kleinen Schritte nicht so viel bringen, und nehmen sich große Schritte vor. Aber wenn der große Schritt ansteht, kann dieser erdrückend sein und für ein Gefühl der Überforderung sorgen. Dann besteht die Gefahr, ihn auf den nächsten Tag zu verschieben. Deshalb: Weniger ist manchmal mehr und immer besser, als wenn Sie überhaupt nichts tun. Wichtig ist, dass Sie mit der Yogapraxis Freude verbinden und dass die Praxis zu einem festen Bestandteil in Ihrem Leben und Ihren Alltag wird.

Üben mit dem Online-Programm

Manchmal möchten Sie vielleicht am liebsten die Augen schließen und eine geführte Yogaeinheit mitmachen. Auch die können Sie ganz entspannt in Ihren Alltag integrieren, da Sie mit diesem Buch den kostenlosen Zugang zu meinem korrespondierenden Online-Programm erworben haben. Weitere Informationen finden Sie im Serviceteil (Seite 133).

Die Bandhas: Schlösser der Lebensenergie

Der Begriff Bandha bedeutet so viel wie Verschluss, Siegel oder Ventil. Die Bandhas dienen dazu, die Lebensenergie im Körper zu lenken und die Stabilität zu gewährleisten. Dies erfolgt durch bewusste Muskelkontraktion, man spricht auch davon, die Bandhas zu aktivieren oder zu »setzen«. Durch das Setzen der Bandhas werden der Beckenboden und die Bauchdecke gefestigt, die Wirbelsäule aufgerichtet sowie deren Muskelgruppen gekräftigt. Zugleich beruhigt sich durch sie das vegetative Nervensystem, was die Konzentrationsfähigkeit erhöht. Um Bandhas während der Praxis zu halten, bedarf es Konzentration und kontinuierlicher Übung.

Fußverschluss – Pada Bandha

Wenn Ihre Füße auf der Matte platziert sind und Sie die Zehen anheben, um sie dann weit gespreizt in die Matte zu schieben, üben die Zehenspitzen aktiv Druck aus, um die Fußwölbung zu aktivieren. Diese Wölbung erlaubt es Ihnen, Ihr Körpergewicht gleichmäßig zu verteilen, dabei vermeiden Sie einseitige Überlastung und Fehlstellungen des gesamten Bewegungsapparats. Gleichzeitig drücken Sie die Fußaußenkanten sowie den Ballen in den Boden. Pada Bandha, auch als Fußschloss bekannt, ist bei allen stehenden Asanas für einen aktiven Stand sehr wichtig.

Um Pada Bandha zu entdecken, kommen Sie in eine bequeme Sitzposition, Sukasana, und bringen die Fußflächen zusammen, indem Sie die Füße auf die Fußaußenkanten legen. Behelfen Sie sich anfangs mit einem sanften Druck der Hände auf die jeweiligen Fußrücken. Drücken Sie die Fußflächen und Zehen der beiden Füße aktiv fest zusammen. Spüren Sie, dass zwischen den Fußflächen der Hohlraum größer wird? Sie spannen die Muskeln der Fußzehen und der Fußwölbung dadurch an. Vermeiden Sie gleichzeitig Druck auf die Fußaußenkante. Fühlen Sie, wie sich durch das Ändern der Druckpunkte der Zehengelenke die Wölbung der Füße vergrößert.

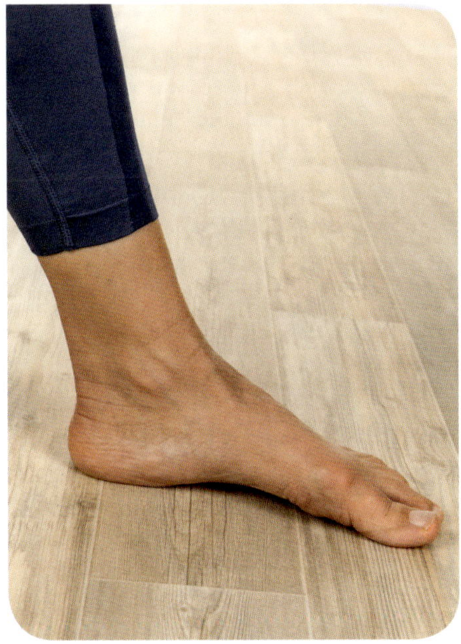

Pada Bandha sorgt für einen aktiven Stand.

Versuchen Sie als Nächstes, Pada Bandha mit Ihren Füßen auf der Matte zu finden, insbesondere während Sie Balance-Asanas wie Tänzer, Adler, Baum oder Krieger I ausführen. Durch das Anspannen der Unterschenkel nach außen und der Oberschenkel nach innen entsteht eine Spiralbewegung, die sich wie eine Verschraub-Wirkung auf den Fuß überträgt. Dabei werden bewusst alle Zehen auf dem Boden aufgefächert, die Fußaußenkanten in den Boden geschoben und die Ferse nach außen gedreht.

Es wird einige Zeit dauern, bis Ihnen Pada Bandha zur Gewohnheit wird, aber mit ein wenig Übung kann diese geringfügige Anpassung die Sicherheit bei Standübungen erhöhen. Wenn es Ihnen gelingt, diese Spannung zu aktivieren, können Sie dies auch in alle liegenden und sitzenden Asanas integrieren. So erzeugen Sie immer Energie und Lebendigkeit vom Gesäß bis in die Zehen, auch wenn Sie die Beine und Füße für die Ausführung der Übung eigentlich nicht benötigen. Durch das Aktivieren von Pada Bandha sorgen Sie für eine gleichmäßige Anspannung im gesamten Körper.

Handverschluss – Hasta Bandha

Durch Anspannen der Muskulatur des Handtellers und der Fingerkuppen leiten Sie Kraft nach oben, um Hände, Arme und Oberkörper zu stabilisieren und zu kräftigen. Hasta Bandha, das Handschloss, ist wichtig in Asanas wie dem herabschauenden Hund (Seite 78), vor allem wenn Sie Schmerzen im Handgelenk haben. Beschwerden im Handgelenk kommen häufig von Verspannungen in der Halswirbelsäule.

Um Hasta Bandha zu entdecken, nehmen Sie eine bequeme Sitzposition, zum Beispiel den Schneidersitz, ein und bringen die Hände in Gebetshaltung. Drücken Sie die Handflächen fest zusammen und zeigen Sie mit den Fingerspitzen nach vorn, damit Sie die Handwurzeln Ihrer Hände

Das Aktivieren der Hasta Bandhas sorgt für eine gleichmäßige Körperspannung.

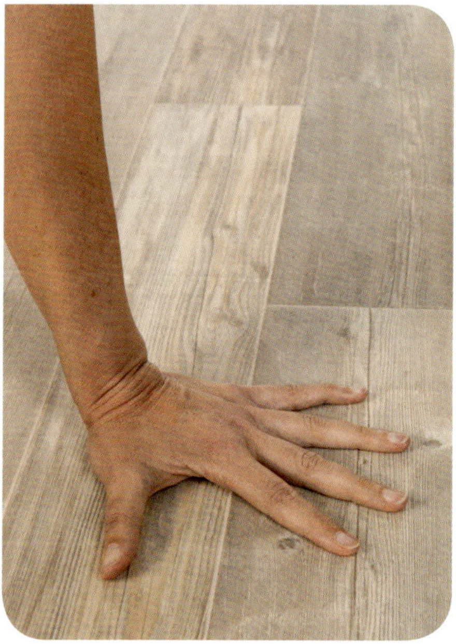

sehen können. Beachten Sie, dass zwischen den Handwurzeln und der Handflächen kein Platz ist. Zeigen Sie nun mit den Fingerspitzen nach oben und drücken Sie die Fingerflächen zusammen. Drücken Sie gleichzeitig die Fingerwurzeln zusammen. Setzen Sie diese Aktionen fort, während Sie sich darauf konzentrieren, zusätzlichen Druck auf die Gelenke der Zeigefinger und Daumen auszuüben. Vermeiden Sie gleichzeitig Druck auf die Handwurzel, insbesondere auf den äußeren Bereich der Handwurzel. Spüren Sie, wie durch das Ändern der Druckpunkte der Fingergelenke eine Wölbung der Hände entsteht. Drehen Sie Ihre Finger wieder nach vorn und blicken Sie ein zweites Mal auf den Handballen. Sie werden jetzt einen Raum in der Mitte der Handwurzeln bemerken, der groß genug ist, um einen Bleistift aufzunehmen. Dies ist der Karpaltunnel, der Durchgang auf der Handfläche des Handgelenks, der den Unterarm mit der Hand verbindet.

Versuchen Sie als Nächstes, Hasta Bandha mit Ihren Händen auf der Matte zu finden, insbesondere während Sie Asanas wie den Vierfüßlerstand, den herabschauenden Hund und Arm-Balance-Übungen praktizieren. Es wird einige Zeit dauern, bis Hasta Bandha zur Gewohnheit wird, aber mit ein wenig Aufwand kann diese geringfügige Anpassung die Sicherheit und den Genuss Ihrer Yogapraxis stark verbessern. Wenn es Ihnen gelingt, diese Spannung zu aktivieren, können Sie dies auch in alle stehenden, liegenden und sitzenden Asanas integrieren. So erzeugen Sie immer Energie und Lebendigkeit vom Arm bis in die Finger, auch wenn Sie die Hände für die Ausführung der Übung eigentlich nicht benötigen. Durch das Aktivieren der Hasta Bandhas sorgen Sie für eine gleichmäßige Anspannung im gesamten Körper.

Wurzelverschluss – Mula Bandha

Aktivieren Sie Ihren Beckenboden durch Kontraktion der Beckenbodenmuskulatur nach innen oben. Schieben Sie hierbei das Steißbein nach vorn und das Schambein nach oben. Dies sorgt für Stabilität, Körperbewusstsein und Gleichgewicht während der gesamten Yogapraxis. Mula Bandha kontrolliert die Energie im gesamten Rumpf. Dadurch werden zusätzlich die inneren Organe stimuliert. Lesen Sie dazu auch das Kapitel »Im Schoß der Seele« (Seite 70).

Halsverschluss – Jalandhara Bandha

Der Halsverschluss befindet sich in der Halsregion. Schieben Sie Ihr Kinn in Richtung Körper, wodurch möglicherweise ein Doppelkinn entsteht, und strecken Sie Ihre Halswirbelsäule. Nehmen Sie Ihre Atmung bewusst wahr. Das regelt den Energiefluss vom Herzen zum Gehirn, nimmt Druck vom Herzen und verhilft zu mentaler Entspannung. Dies beruhigt Sie zutiefst, während Sie in die Gegenwart eintauchen.

Bauchverschluss – Uddiyana Bandha

Ziehen Sie den unteren Bauch in der Ausatmung nach innen und den Bauchnabel nach oben. Dies fördert Ihr Körperbewusstsein, reduziert die Verletzungsgefahr für den Rücken und erweitert Stabilität und Kraft im Körperzentrum. Diese Bandha dient als Allheilmittel für Verdauungsprobleme.

Fokus des Geistes – Drishti

Das, worauf wir unseren Fokus richten, wird sich entwickeln. Wenn der Geist auf einen ruhigen Punkt oder eine positive Absicht gerichtet ist, folgt auch der Körper. Beim Yoga richten Sie Ihre Aufmerksamkeit auf das positive Ergebnis, das Ihre Übungen bewirken sollen.

Drishti auf der Yogamatte bedeutet, den Blick auf einen Punkt zu richten. Dann werden sich Ihre Nerven beruhigen und

Übung: Drishti ausrichten

Konzentrieren Sie sich auf einen Punkt, der sich nicht bewegt; Ihr Blick wird weich (verschwommen). Obwohl Sie den gewählten Punkt anvisieren, können Sie die Umgebung trotzdem bewusst wahrnehmen. So sind Sie offen und empfänglich für das Leben.

Sie konzentrieren sich auf das Wesentliche, um Ihre Einsicht von innen zu wecken. Dies ermöglicht es Ihnen, sich auf sich selbst zu fokussieren, anstatt abgelenkt zu werden.

Sie können Ihr Drishti, Ihren Fokus, sowohl im Alltag als auch auf der Yogamatte auf Ihr persönliches Thema richten. Wenn es Ihr Ziel ist, sich schmerzfrei zu fühlen, dann fokussieren Sie sich auf ein Bild der Gesundheit bei jedem Atemzug und jedem Moment auf der Matte. Wenn die Befreiung vom Fersensporn Ihr Ziel ist, kann Ihr Drishti auf der Matte bedeuten, die Kindshaltung einzunehmen und zu visualisieren, wie Sie geschmeidig beim Spazieren voranschreiten.

Ohne Drishti sind Sie nur sinnlos in Bewegung, ohne Absicht und ohne Ziel. Ohne Absicht lässt man sich in jede Richtung schieben, da man leicht die Ansicht anderer übernimmt. Wenn Sie an Ihrem Ziel dranbleiben und sich Ihre höhere Absicht vor Augen halten, wird es Ihnen leichtfallen, Nein zu sagen, wenn etwas nicht Ihrer Absicht dient.

Bei den Übungsbeschreibungen finden Sie auch eine Anweisung zu Ihrem Drishti.

Hilfsmittel

Sie können bei den Übungen einige Hilfsmittel benutzen. Diese dienen als Unterstützung beim Dehnen, um Asanas bei mangelnder Flexibilität korrekt auszuführen.

Handtuch, Schal, Tuch Gerade bei Knieschmerzen lassen sich gerollte Handtücher bei bestimmten Übungen sehr gut einsetzen.

Wand Die Wand ist ein wunderbares Hilfsmittel, das immer da ist, wenn Sie mit dem Gleichgewicht bei Balanceübungen hadern.

Stuhl Nehmen Sie einen Stuhl, wenn Sie zum Beispiel die Beine hochlegen möchten, um zu Beginn Ihr Hohlkreuz zu entlasten. Wenn Sie gute Fortschritte wahrnehmen, ist der Stuhl ein sensationelles Übungsgerät, um noch tiefer in die Asanas einzutauchen.

Block Der Block ist aus der Yogapraxis als Hilfsmittel kaum wegzudenken. Sogar Fortgeschrittene nutzen Blöcke in ihrer Praxis. Wenn Sie Einschränkungen haben, können Blöcke eine gute Möglichkeit sein, um anspruchsvollere Asanas auszuprobieren und sich in einer Stunde mit fortgeschrittenen Schülern sicher zu fühlen.

Kissen und Decken Im Yin Yoga und der Yogatherapie arbeiten wir viel mit Kissen und Decken, um bestimmte Körperregionen sanft zu dehnen und sich dabei ganz dem Gefühl der Entspannung hinzugeben. Wenn Sie lange in einer Position verweilen, ist es hilfreich, sich mit Kissen und Decken zu unterstützen.

Yogagurt Auch der Yogagurt ist eine gerne genutzte Unterstützung, um den Bewegungsradius zu erweitern.

Faszienrolle Sie ist das Hilfsmittel schlechthin, um fasziale Verklebungen und einschränkende Schmerzen aufzulösen. Betrachten Sie sie als Ihren persönlichen Masseur. Wir lieben alle Massagen und die Rolle oder der Ball hat immer Zeit. Es gibt eine große Auswahl an Faszienrollen, -bällen und Twin-Bällen in verschiedensten Härtegraden zu kaufen. Es lohnt sich, sich zu informieren und sie auszuprobieren.

Praktische Hinweise

Bevor wir mit den Übungen beginnen, noch einige wichtige Hinweise für Ihre Yogapraxis.

Fragen Sie Ihren Hausarzt

Holen Sie zu Beginn der Yogapraxis den Rat Ihres Arztes ein, ob Yoga für Sie unbedenklich ist. Wenn Sie beim Üben unangenehme Empfindungen oder gar Schmerzen verspüren, sollten Sie sofort klären, was die Ursache ist. Handelt es sich um den inneren Schweinehund, der Sie bremsen möchte, sind es fasziale Einengungen oder liegt eine medizinische Ursache zugrunde? Viele Übungen können bei körperlichen Einschränkungen modifiziert werden. Durch das regelmäßige Üben bleiben Sie in Kontakt mit Ihrem Körper und sind in der Lage wahrzunehmen, was Ihnen guttut und was nicht. So können Sie am besten beurteilen, welche Übungen gut für Sie sind.

Trainingsaufbau

Eine Yogastunde hat idealerweise einen roten Faden, einen strukturierten Aufbau vom Warm-up über anspruchsvollere Übungen bis zum entspannenden Abschluss. Außerdem achten wir stets darauf, sowohl alle Chakras miteinzubeziehen, um den gesamten Körper anzusprechen, als auch immer einen physiologischen Ausgleich herzustellen. Beginnen Sie klassisch mit einem Warm-up, dann folgen die stehenden Asanas, die Balance-Übungen, danach Asanas am Boden in kniender Position, Bauchlage und sitzender Position und am Ende die Abschluss-Sequenz.

Die folgende Struktur ist ein Beispiel, das Sie als Vorlage nutzen können, speziell am Anfang, wenn Sie noch unsicher sind, um Ihre Praxis ausgeglichen aufzubauen.

1. Kurze Meditation oder Atemübung
2. Aufwärmen und Mobilisation, zum Beispiel mit Schulterkreisen, Kopf drehen, simuliertes Gähnen
3. Standübungen und Balanceübungen
4. Bodenübungen

5. Umkehrhaltungen wie der herabschauende Hund (Seite 78) oder die Kindshaltung (Seite 74)
6. Drehungen und Rotationen
7. Rückbeugen wie der heraufschauende Hund (Seite 84), danach jeweils eine Gegenbewegung
8. Abschlusssequenz mit Übungen wie Pflug (Seite 122) und Fisch (Seite 120)
9. Endentspannung
10. Meditation

Nach einigen Asanas ist es wichtig, Gegenbewegungen als Ausgleichsübungen zu wählen. Bei Rotationen, Rückbeugen, Seitneigung oder Vorbeugen kommt es zu teils extremen Dehnungen, bei denen direkt die Gegenbewegung ratsam ist, um keine einseitige Belastung und damit falsche Körperhaltung zu trainieren.

Für die Programmpunkte 3–8 können Sie jeweils 1–2 Übungen aus dem Buch auswählen, die einzelnen Asanas wiederholen Sie vier- bis fünfmal. Es ist kein Muss, alle Übungsschritte in Ihre Praxis zu integrieren. Für einen angenehmen Ablauf sollten Sie jedoch darauf achten, nicht wahllos zum Beispiel Boden- und Standübungen durcheinander zu praktizieren.

Der hier vorgestellte Stundenablauf stellt eine ausgewogene Praxis dar. Anfänglich werden Sie sich sicherlich auf Übungen konzentrieren, die genau für Ihre jeweilige Herausforderung geeignet sind. Nehmen Sie sich nicht zu viel vor. Manchmal sind 2–3 Übungen in 10 Minuten motivierender als ein 1,5-Stunden-Programm.

Am Ende des Buches finden Sie drei Flows für Beckenboden, unteren Rücken und Hüfte, die jeweils ganz gezielt auf diese bestimmten Körperpartien wirken. Nehmen Sie sich ausreichend Zeit, die einzelnen Asanas im Buch zu studieren und anschließend in der beschriebenen Reihenfolge zu üben. Anfangs werden Sie sicherlich noch etwas mehr Zeit benötigen, später sollten Sie diese Flows in etwa 15–30 Minuten genießen, abhängig immer davon, wie lange Sie in der jeweiligen Asana verweilen möchten.

Trainingsdauer

Die Trainingsdauer hängt natürlich davon ab, wie viel Zeit Ihnen zur Verfügung steht. Versuchen Sie jedoch, sich täglich mindestens 10–15 Minuten Zeit für sich selbst und Ihre Yogapraxis zu nehmen. Vielleicht können Sie sich regelmäßig eine Zeit reservieren, zu der Sie an erster Stelle stehen?

Zeitmanagement

Wenn Sie wenig Zeit haben, ist es besser, weniger Übungen auszuwählen als gar nichts zu machen. Sie können sich selbst einen Plan zusammenstellen, in den die wichtigsten Übungen, die zu Ihren Zielen passen, integriert sind. Achten Sie darauf, dass Sie nicht aus Zeitmangel bei der Ausübung der Asanas unsauber werden.

Verletzungen vermeiden

Frauen sind häufig sehr gelenkig. Wenn Sie sehr lockere Bänder und bereits sehr gedehnte Sehnen haben, ist es wichtig, die Muskulatur zur Stabilisierung und Sicherung der Gelenke zu kräftigen. Grundsätzlich gilt es, die meisten Bewegungen zum Schutz der Gelenke kurz vor der maximalen Streckung kontrolliert zu stoppen.
Sie bekommen für jede Übung eine genaue Anweisung für die Körperausrichtung und den Körperschwerpunkt. Eine extreme Überstreckung oder Überdehnung ist mit der richtigen Bewegungstechnik so gut wie ausgeschlossen. Orientieren Sie sich beim Bewegungsablauf immer an Ihren körperlichen Voraussetzungen und Fähigkeiten und verzichten Sie gegebenenfalls auf die ein oder andere Übung.
Probleme mit Gelenken oder Bandscheiben sollten Sie unbedingt von einem Spezialisten überprüfen lassen. Atembeschwerden, Brust- und Kopfschmerzen sowie Sprachstörungen können auf einen Schlaganfall oder Herzinfarkt hindeuten. Suchen Sie dann sofort einen Arzt auf.

Zeitdruck begegnen Sie besser durch eine geringere Anzahl an Übungen.

Dauer der Übungen

Wiederholen Sie dynamische Übungen 4-mal. Statische Übungen können Sie 5 Atemzüge lang halten.

Intensität

Sollten Sie sich unwohl fühlen beziehungsweise die Luft anhalten müssen, ist dies grundsätzlich ein Signal Ihres Körpers, dass Sie die Intensität zurückschrauben beziehungsweise die Übung vereinfachen sollten. Es ist sinnvoller, die Übung leichter durchzuführen, als diese komplett zu streichen. Im Laufe der Zeit können die Intensität dann steigern.

Bei Überanstrengung beißen wir manchmal die Zähne zusammen, lösen Sie daher ganz bewusst die Zahnreihen voneinander und passen Sie Ihre Praxis an.

Frequenz

Um wirkungsvoll zu sein, muss eine Übung 2- bis 3-mal die Woche durchgeführt werden. Sie werden die für Sie optimale Frequenz finden, die sich gut anfühlt und zu Ihrem Alltag passt.

Ausgewogenheit

Auch wenn Sie möglicherweise nur an einer Körperpartie Herausforderungen oder Verspannungen mitbringen, möchte ich Sie dazu ermutigen, ein ausbalanciertes Training durchzuführen.

Akupressur für Rücken, Hüfte und Becken

Manchmal ist die muskuläre Anspannung so stark, dass sie sich von allein nicht mehr entspannt. Oft hilft es, gezielt die jeweilige Muskelpartie am Sehnenansatz mit einer Akupressur zu bearbeiten.

Wenn Schmerzen im Bereich von Hüfte, Becken und unterem Rücken entstehen, sind in der Regel verschiedene Muskelgruppen daran beteiligt. Zusätzlich zu den Muskeln spielen im Schmerzgeschehen verklebte Faszien (Seite 100) eine große Rolle. Unterstützend zum Yoga können Sie Akupressur einsetzen, dadurch lösen Sie verklebtes Gewebe auf.

Wenn wir mit der Akupressurtechnik bestimmte Stellen im Körper gezielt bearbeiten, wird Druck ausgeübt, wodurch die Golgi-Rezeptoren an den Muskelansätzen angesprochen werden. Diese befinden sich zwischen den Sehnen und den Muskelfasern. Ihre Funktion besteht darin, die gegebene Spannung in der jeweiligen Muskelpartie zu messen. Sie schützen die Sehnenmuskeln vor Überlastung, indem sie eine Gegensteuerung aktivieren, um für Entspannung zu sorgen.

Wie funktioniert Akupressur?

Suchen Sie die spezielle Stelle am Knochen im jeweiligen Schmerzbereich. Wenn Sie darauf Druck ausüben, fühlt es sich an wie ein blauer Fleck. Drücken Sie nur so fest, dass es zu einem »Wohlfühlschmerz« kommt, bei dem Sie weiter tief ein- und ausatmen können. Zu Beginn baut man häufig eine kleine Gegenanspannung auf, aber nach wenigen Sekunden gewöhnt man sich daran und kann ganz bewusst in den Schmerz hineinatmen. Nach einer Druckdauer von 2–3 Minuten sollte dieser Schmerz langsam nachlassen und schließlich ganz verschwinden. Wenn der Schmerz schon seit Jahren oder Jahrzehnten vorhanden ist, kann es auch länger dauern. Dann wiederholen Sie die Behandlung am besten mehrere Tage lang an derselben Stelle.

Sie können die Akupressur mit dem eigenen Daumen, einem kleinen Faszienball

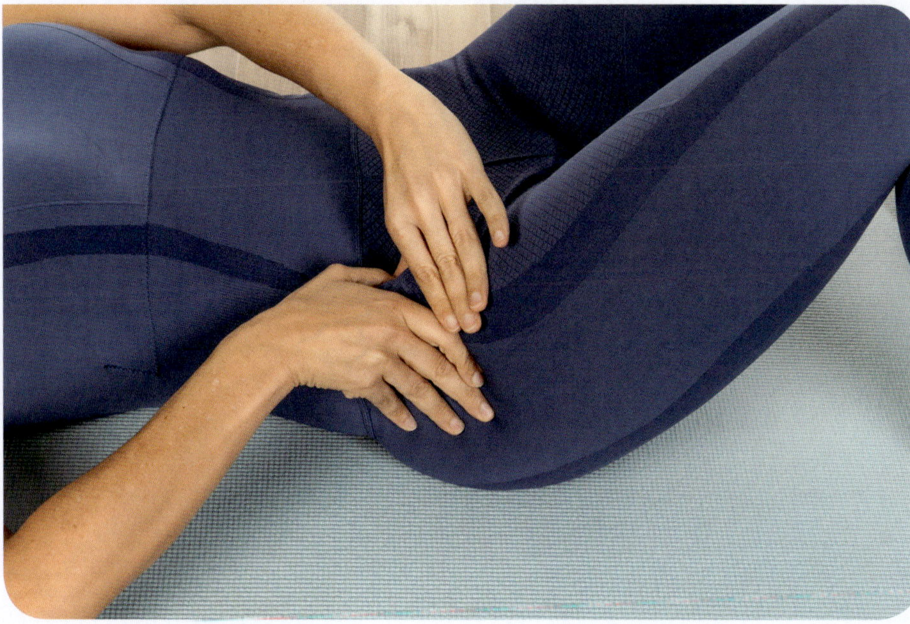

Akupressur mit dem Daumen

oder einem Golfball durchführen. Im Fachhandel sind verschiedene Hilfsmittel erhältlich. Diese Investition lohnt sich, da Akupressur keine Nebenwirkungen aufweist und jederzeit angewendet werden kann.

Drücken Sie nicht direkt auf den Muskel, sondern auf den Knochen, genau an der Stelle, wo die Sehne des Muskels mit dem Knochen in Verbindung steht (s. Abb.). Folgen Sie dazu dem Muskelverlauf bis zum Knochenansatz. Bewegen Sie sich mit dem Druck vorsichtig in den Schmerz hinein, bauen Sie den Druck und die Intensität langsam auf. Wichtig ist, dass der Druck ruhig und gleichmäßig bleibt, ein sanftes Schieben ist ideal.

Folgende Muskelansätze können bei Herausforderungen im Beckenbereich, in der Hüfte und im unteren Rücken bearbeitet werden:

Gluteus Maximus Der große Gesäßmuskel ist bei Menschen mit Schmerzen im unteren Rücken in der Regel angespannt. Dies geschieht häufig, wenn dieser Muskel nicht ausreichend trainiert ist und man sehr viel Zeit am Tag sitzt. Durch eine Akupressur am Darmbeinknochen kann man etwas Entlastung schaffen. Zusätzlich empfehle ich, Akupressur am Kreuzbein sowie am Steißbein, jeweils genau an den Ansätzen der Muskulatur.

Gluteus Medius und Piriformis Diese Muskeln liegen ein wenig versteckt unter dem Gluteus Maximus. Um sie zu bearbeiten, legen Sie sich in Seitenlage auf den Boden. Positionieren Sie zwischen Boden und Ihrer Hüfte seitlich einen Faszienball. Sehr effektiv ist der Druck auf den Trochanter Major und am Darmbeinkamm.

Gluteus Minimus Wenn Sie Ischiasschmerzen haben, kann ein Zusammenhang mit diesem Muskel bestehen. Die Akupressurstellen hierfür sind ähnlich wie beim Gluteus Medius. Sie können den Trojator Major wunderbar in Seitenlage auf einer Faszienrolle bearbeiten. Hierfür suchen Sie die empfindliche Stelle und schmelzen achtsam in diese Spannung hinein. An den Darmbeinkamm gelangen Sie, indem Sie sich auf den Rücken legen und beide Beine beugen, die Fußsohlen mit dem Boden verbinden und die Knie wie ein Pfeil nach oben strahlen lassen. Positionieren Sie einen kleinen Faszienball direkt in der Gesäßwölbung an der Seite, an der Sie den Schmerz spüren.

Iliopsoas und Iliacus Auch Herausforderungen in diesem Bereich können zu Schmerzen im unteren Rücken führen. Es handelt sich hier um unseren starken Hüftbeuger. Sie finden den Ansatz, indem Sie vorn an der Hüfte den vorderen Darmbeinstachel ertasten. Mit der ande-

Akupressur des Trochanter Major

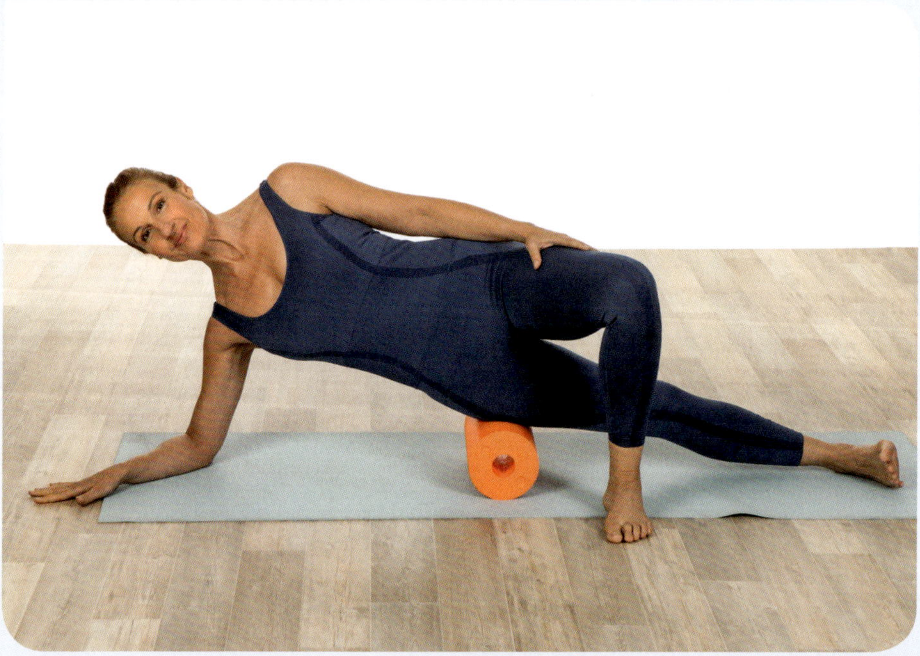

ren Hand ertasten Sie ihren Schambeinknochen. Finden Sie die Linie zwischen diesen beiden Knochen. Ungefähr in der Mitte dieser Linie finden Sie den Akupressurpunkt für diese Stelle. Sie erkennen auch hier die Stelle daran, dass Sie bei leichtem Druck schon schmerzempfindlich reagieren, ähnlich wie bei einem blauen Fleck. Sie können entweder in Bauchlage einen kleinen Faszienball an diese Stelle legen und hineinschmelzen oder Sie legen sich auf den Rücken und führen Sie die Akupressur mit dem Daumen durch. Wer Empfindlichkeit oder Überlastung in diesem Muskel hat, kann auch Schmerzen im Gesäßmuskel empfinden.

Quadratus Lumburum Schmerzen in der Lendenwirbelsäule können mit diesem Muskel zusammenhängen. Sie können mit einem kleinen Faszienball, den Daumen oder einem Stab, der als Massagefee bezeichnet wird, neben der Wirbelsäule auf der schmerzenden Seite von der Hüfte bis hinauf zur untersten Rippe wandern. Verweilen Sie 2–5 Minuten an den schmerzempfindlichen Stellen.

Rectus Abdominis Dieser Muskel setzt am Schambeinknochen an und ist häufig bei stressempfindlichen Menschen überlastet. Zusätzlich können Sie neben dem Brustbeinknochen unten seitlich die Rippe ertasten, um den Punkt zu spüren, an dem der Muskel mit der Sehne am Knochen verbunden ist. Diese beiden Stellen können Sie gut in der Bauchlage mit einem Faszienball bearbeiten.

M. tensor fasciae latae Dieser Muskelansatz kann Schmerzen tief im Hüftgelenk sowie in der Leiste aufweisen. Anspannung in der Hüfte und im Gesäß verursachen die Berührungsempfindlichkeit. In diesem Fall sorgt eine Akupressur am vorderen Hüftstachel und am Trochanter Major für Entspannung des Muskels (s. Abb.).

Hocke

Malasana

Ausgangsstellung Sie stehen aufrecht und machen sich groß. Dabei wachsen Sie innerlich über sich hinaus.

Bandhas Die Füße sind hüftbreit geöffnet und aktiv, der Beckenboden und der Bauchnabel sind nach innen hochgezogen. Bilden Sie ein leichtes Doppelkinn und einen langen Hals. Geben Sie Kraft in die Hände.

Ausführung Senken Sie bei der Ausatmung die Hüfte nach hinten, als wollten Sie sich auf einen Stuhl setzen. Ziel ist es hierbei, die gesamte Fußsohle am Boden zu lassen. ❶ Wenn dies zu Beginn nicht möglich ist, heben Sie die Fersen an. Pendeln Sie sich achtsam in diese Haltung ein, mit dem Wissen, dass es bei jeder Einheit einfacher wird. Wenn Sie eine Steigerung wünschen, können Sie die Hüfte so tief absenken, dass sie zwischen den Füßen abtaucht. ❷

Halten Sie die Übung 5 Atemzüge lang.

Drishti Ihr Blick ist auf einen nicht beweglichen Punkt in die Weite nach vorn fixiert. Achten Sie dabei auf ein Doppelkinn und einen langen Hals, die Schädeldecke stahlt zum Himmel.

Modifikation Sie können die Beine weiter als hüftbreit geöffnet lassen. ❸

Variation Wenn die Fersen zu Beginn nicht am Boden bleiben, können Sie ein gefaltetes Handtuch unterlegen und dies mit der Zeit verkleinern. ❹ Bleiben Sie mit der Hüfte soweit wie nötig oben.

Wirkung Diese Übung schenkt dem unteren Rücken ganz viel Weite. Die Hüfte wird beweglicher.

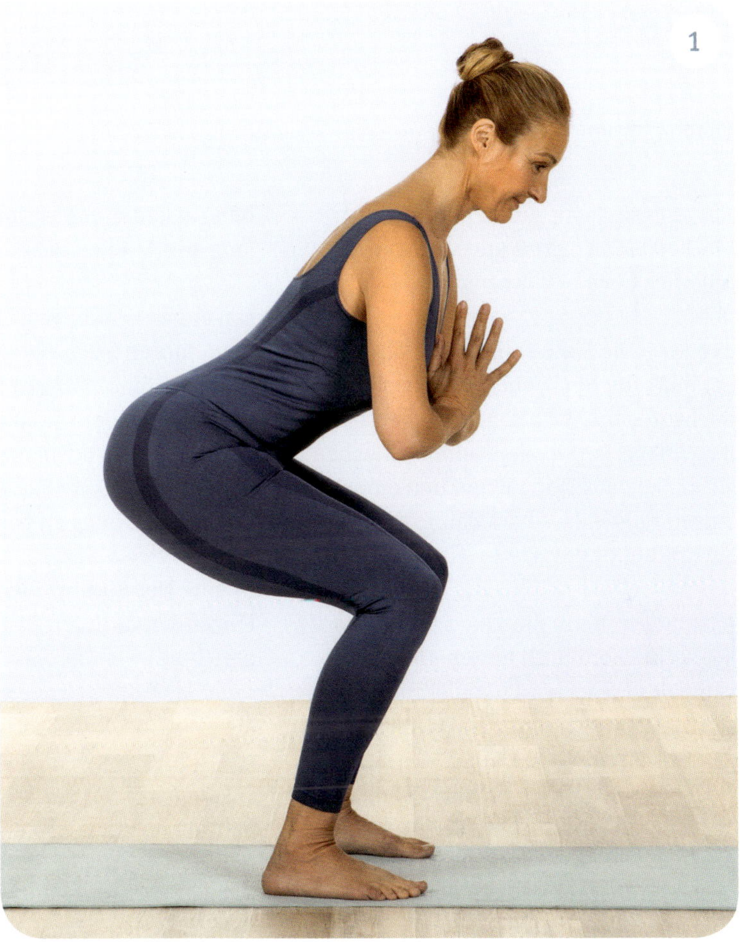

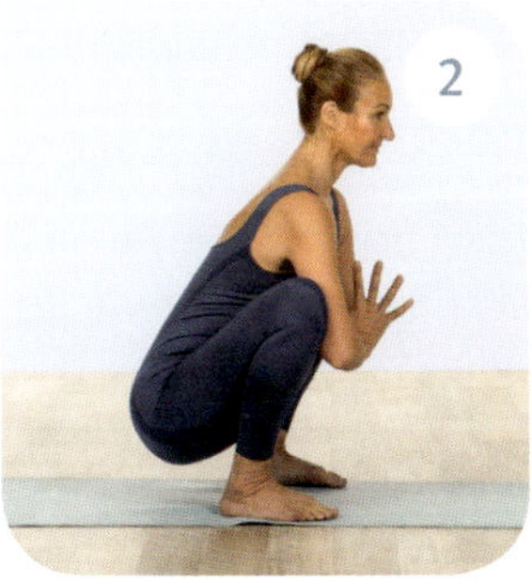

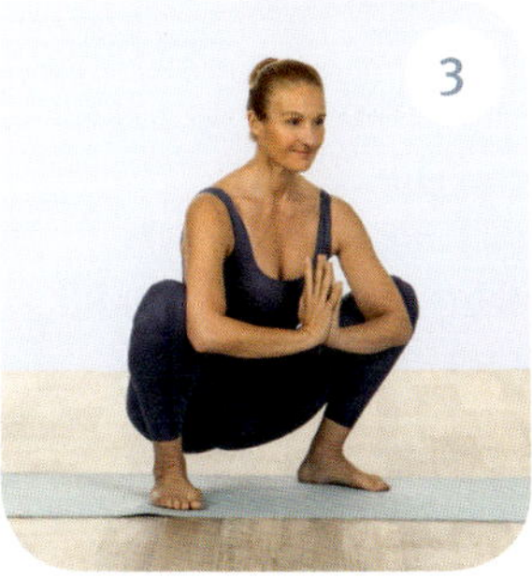

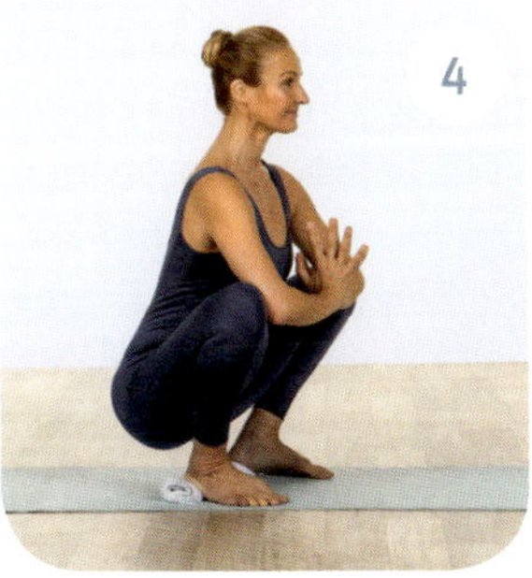

Krieger II

Virabhadrasana 2

Ausgangsstellung Sie stehen aufrecht. Machen Sie sich groß und wachsen Sie innerlich über sich hinaus.

Bandhas Die Füße sind aktiv (Pada Bandha), der Beckenboden ist nach innen hochgezogen (Mula Bandha), ebenso der Bauchnabel (Uddiyana Bandha). Machen Sie ein leichtes Doppelkinn und einen langen Hals (Jalandhara Bandha). Leiten Sie Kraft über die Hände (Hasta Bandha).

Ausführung Beim Einatmen stellen Sie das rechte Bein nach hinten. Die Außenkante des Fußes wird parallel zum kurzen Mattenrand ausgerichtet, indem Sie den Fuß um 90 Grad drehen. Das Becken wird beim Ausatmen parallel zum langen Mattenrand ausgerichtet. Die Arme nehmen Sie beim Einatmen in die T-Position seitlich zum Körper, Hände und Schultern bilden eine Linie.

Bei der nächsten Ausatmung richten Sie den Blick zum linken kleinen Finger, das linke Bein beugen Sie im rechten Winkel. Das linke Knie strebt nach links über den kleinen Zeh. Schieben Sie die rechte Fußaußenkante aktiv in den Boden. ❶ Bleiben Sie in dieser Position 5 Atemzüge lang, die Atmung fließt.

Um aus der Asana wieder herauszukommen, führen Sie das hintere Bein bei der nächsten Einatmung nach vorn und stellen es neben dem Standbein ab. Lassen Sie dann die Arme in die ausgeglichene Berghaltung (Seite 52) absinken. Führen Sie die Übung zu beiden Seiten aus.

Drishti Der Blick ist über den kleinen Finger der vorderen Hand in die Ferne gerichtet.

Modifikation Falls Beschwerden in der Hüfte oder den Armen vorliegen, können Sie die Arme vor der Brust in die Gebetshaltung nehmen. ❷

Hilfsmittel Sie können sich zu Beginn mit dem Rücken an der Wand anlehnen, dabei mit Knie, Fußaußenkante und Ferse des hinteren Beines die Wand berühren, um Stabilität zu gewinnen.

Wirkung Die Übung bringt Länge im unteren Rücken und Geschmeidigkeit in der Hüfte.

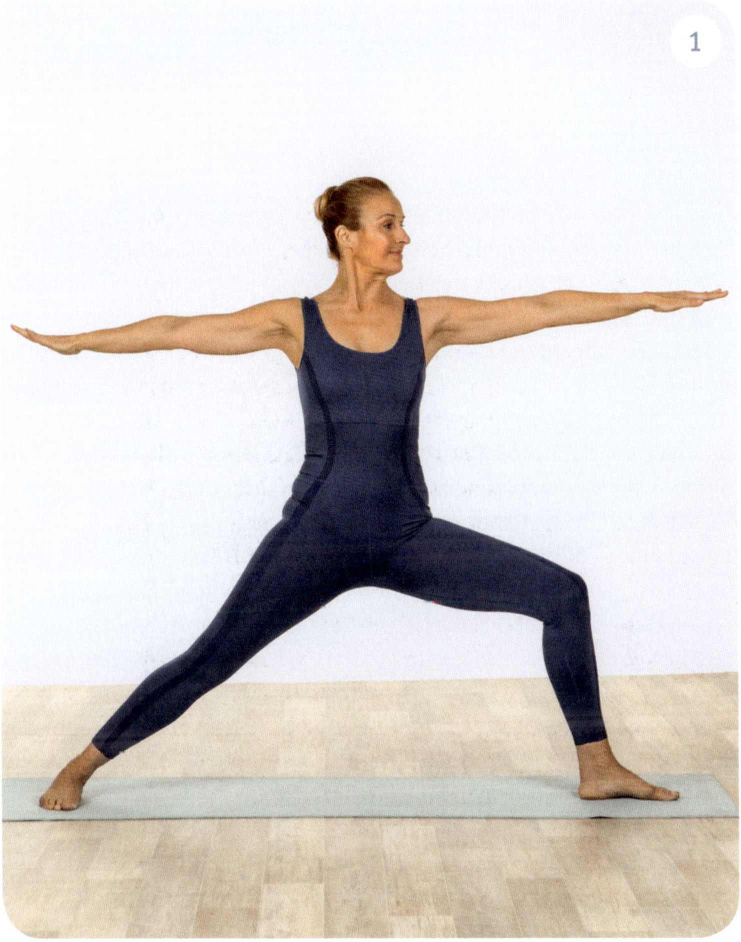
1

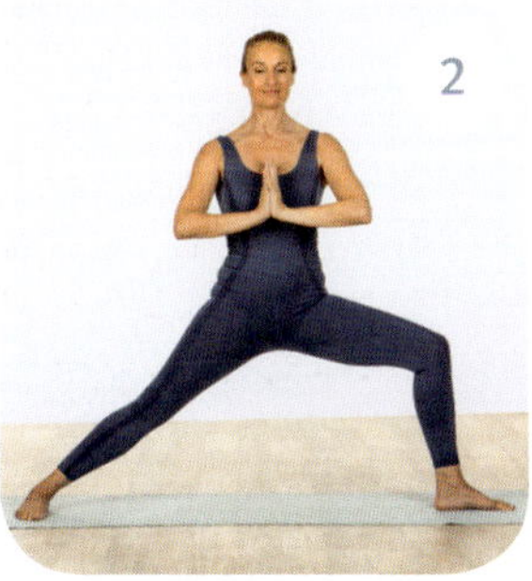
2

Stehende breite Vorbeuge

Prasarita Padottanasana

Ausgangsstellung Sie stehen aufrecht, die Füße etwa eine doppelte Hüftbreite voneinander entfernt. Sie machen sich groß und wachsen innerlich über sich hinaus. Die Fußspitzen strahlen zum breiten Mattenrand.

Bandhas Die Füße sind aktiv (Pada Bandha), der Beckenboden ist nach innen hochgezogen (Mula Bandha), ebenso der Bauchnabel (Uddiyana Bandha). Machen Sie ein leichtes Doppelkinn und einen langen Hals (Jalandhara Bandha). Leiten Sie Kraft über die Hände (Hasta Bandha).

Ausführung Bei der nächsten Einatmung stemmen Sie die Hände an die jeweilige Hüfte und heben Ihr Brustbein an. Dabei richten Sie den Blick nach oben. Bei der Ausatmung kippen Sie mit lang gestrecktem Rücken den Rumpf nach vorn in Richtung Boden. Dabei stützen Sie die Hände unter den Schultern auf dem Boden ab und schieben den Boden nach vorn. Dadurch ziehen Sie sich mit lang gestrecktem Rumpf zwischen die Beine. Die Finger sind seesternförmig gespreizt. Die Beine bleiben gestreckt. Halten Sie die Übung für 5 tiefe Atemzüge. ❶

Drishti Sie richten Ihren Blick entweder auf den Boden oder zwischen den Beinen hindurch nach hinten.

Modifikation Sollten Sie Beschwerden haben, können Sie beide Beine leicht beugen. ❷

Hilfsmittel Falls Ihre Hände nicht bis zum Boden reichen, können Sie beide Hände jeweils auf einem Block abstützen. ❸

Wirkung Folgende Muskeln werden gedehnt: oberer Rücken, hintere Schulter, Beininnenseite, Beinrückseite und Nacken.

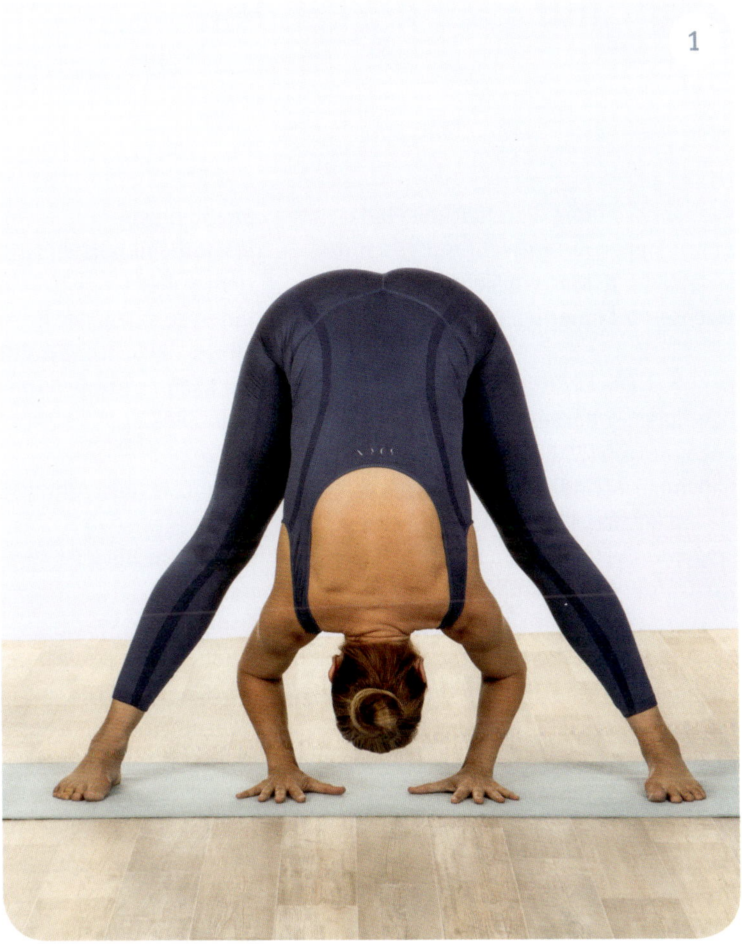

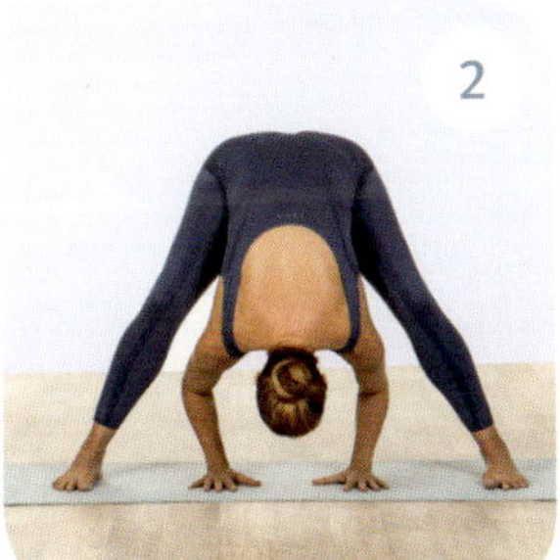

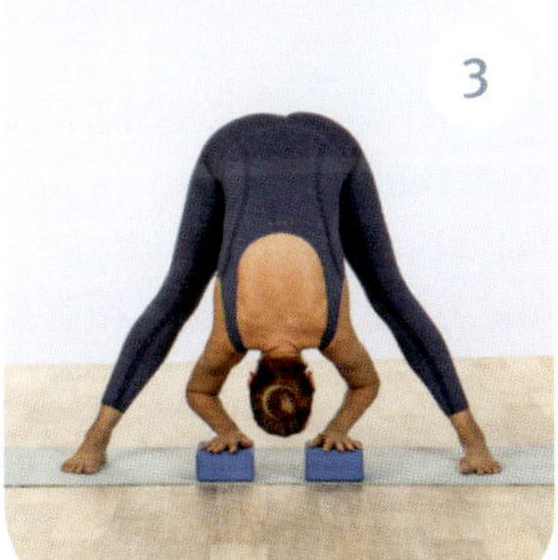

Berghaltung mit Rückbeuge

Prasarita Tadasana Urdhva Mukha Svanasana

Ausgangsstellung Berghaltung (Tadasana): Stehen Sie aufrecht mit geschlossenen Füßen. Machen Sie sich groß und wachsen Sie innerlich über sich hinaus. ❶

Bandhas Die Füße sind aktiv (Pada Bandha), der Beckenboden ist nach innen hochgezogen (Mula Bandha), ebenso der Bauchnabel (Uddiyana Bandha). Machen Sie ein leichtes Doppelkinn und einen langen Hals (Jalandhara Bandha). Leiten Sie Kraft über die Hände (Hasta Bandha).

Ausführung Bei der nächsten Einatmung stemmen Sie die Hände an die jeweilige Hüfte und heben Ihr Brustbein an. Dabei richten Sie den Blick nach oben. Bei der Ausatmung wachsen Sie aus dem Stand in die Höhe, strecken beide Arme nach hinten aus und verbinden beide Hände zur Räuberleiter. Die Arme führen Sie nun Richtung Boden, sodass die Handaußenseiten nach unten gerichtet sind. ❷

Balancieren Sie gleichmäßig auf den Füßen. Die Zehen sind dabei lang gestreckt. Schieben Sie die Fußaußenkanten und alle Zehenkuppen in den Boden. Ihr Steißbein strebt in Richtung Boden, die Schambeinknochen sind nach vorn gerichtet. Der lange Bauchmuskel ist nach innen gezogen, der Brustkorb ist weit geöffnet, die Schultern sind tief. Machen Sie ein leichtes Doppelkinn und einen langen Hals. Die Kopfdecke strebt nach hinten.

Halten Sie diese Übung 5 Atemzüge lang.

Drishti Ihr Blick ist zum Himmel gerichtet.

Modifikation Bei Schwindelgefühl können Sie sich gerne mit dem vorderen Becken an eine Wand anlehnen.

Variation Stehende breite Berghaltung mit Rückbeuge: Positionieren Sie Ihre Füße etwa eine doppelte Hüftbreite voneinander entfernt und führen Sie die Übung wie oben beschrieben aus. ❸

Wirkung Folgende Muskeln werden gedehnt: Bauchmuskel, Brustmuskel, Hüftbeuger, vorderer Hals, vordere Schultern. Bei der Variation wird der Hüftbeuger noch stärker gedehnt.

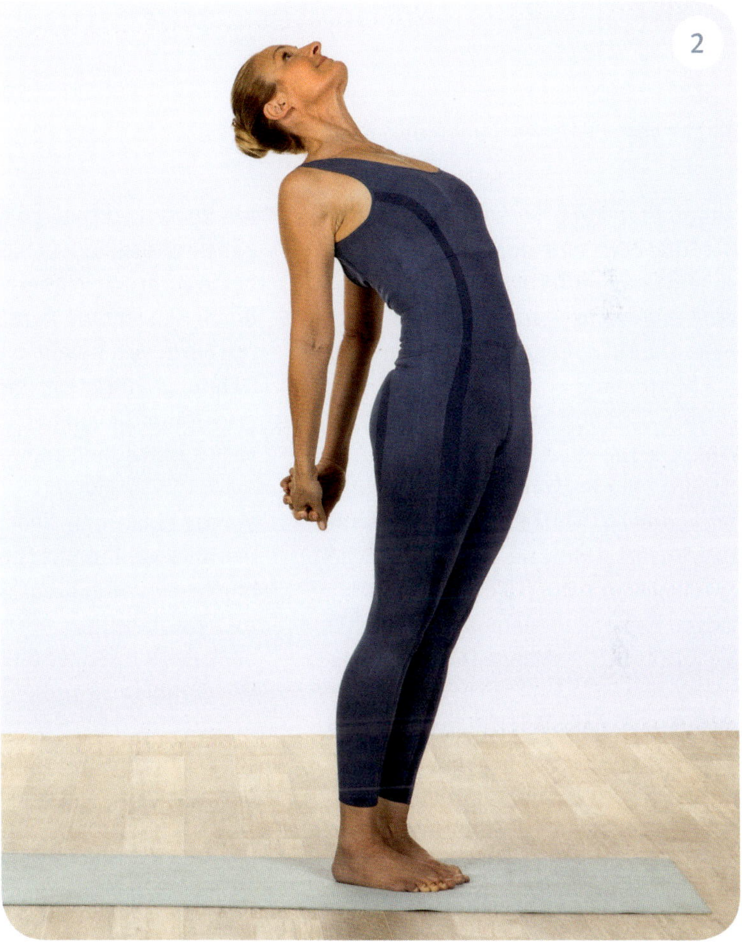
2

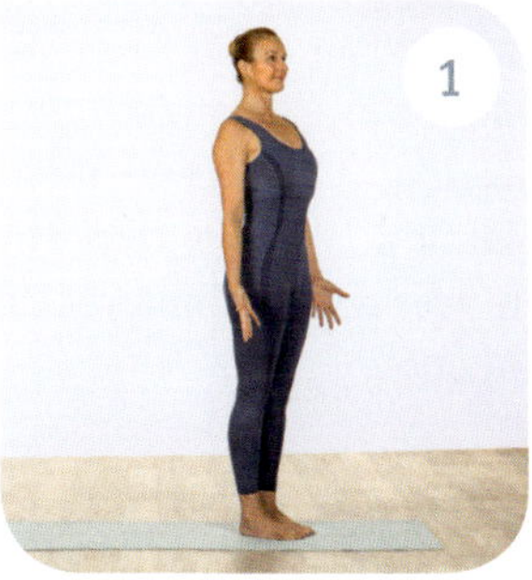
1

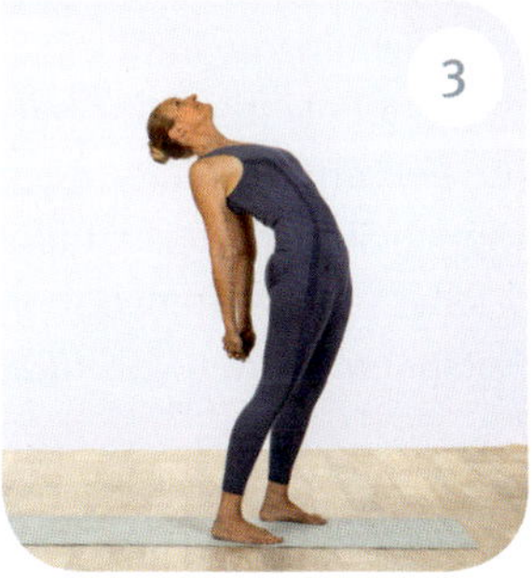
3

Stehende Katze in breiter Berghaltung

Marjaryasana Prasarita Padottanasana

Ausgangsstellung Sie stehen aufrecht, die Füße etwa eine doppelte Hüftbreite voneinander entfernt. Sie machen sich groß und wachsen innerlich über sich hinaus. Die Fußspitzen strahlen zum breiten Mattenrand.

Bandhas Die Füße sind aktiv (Pada Bandha), der Beckenboden ist nach innen hochgezogen (Mula Bandha), ebenso der Bauchnabel (Uddiyana Bandha). Machen Sie ein leichtes Doppelkinn und einen langen Hals (Jalandhara Bandha). Leiten Sie Kraft über die Hände (Hasta Bandha).

Ausführung Beim Ausatmen kippen Sie das Becken bei leicht gebeugten Beinen nach vorn ab und führen dadurch den langgestreckten Rumpf so weit nach vorn, wie es die Beweglichkeit in den Beinrückseiten erlaubt. Legen Sie die Hände auf den Oberschenkeln ab, dabei zeigen die Daumen auf die Oberschenkelinnenseiten, die anderen Finger liegen an den Außenseiten der Oberschenkel. Um die Beckenmobilisation zu aktivieren, kippen Sie Ihr Becken beim Ausatmen wieder nach hinten. Dabei spüren Sie die Entspannung der Muskulatur im unteren Rücken. Aktivieren Sie dabei Ihren Bauchmuskel, indem Sie den Bauchnabel in Richtung Wirbelsäule schieben. Dadurch entsteht ein Rundrücken. ❶ Spüren Sie in sich hinein, wo Sie sich die Dehnung wünschen, und atmen Sie dort gezielt hin. Sie können den Bewegungsradius individuell anpassen.

Bei der Einatmung heben Sie den Kopf an, der Blick geht in Richtung Himmel. Sie machen ein Hohlkreuz. ❷ Bei der Ausatmung wandert das Kinn zum Schlüsselbein, der Rücken wird wieder gewölbt. Wiederholen Sie diesen Zyklus 5-mal.

Drishti Ihr Blick ist ruhig zum Himmel oder geradeaus gerichtet.

Modifikation Bei Schwindelgefühl legen Sie Ihre Hände auf einem stabilen Gegenstand vor Ihnen ab.

Wirkung Die Übung sorgt für Geschmeidigkeit im unteren Rücken und in der Lendenwirbelsäule. Bauchmuskel, Brustmuskel, Hüftbeuger, Schulter, Nacken und hinterer Oberschenkel werden gedehnt.

1

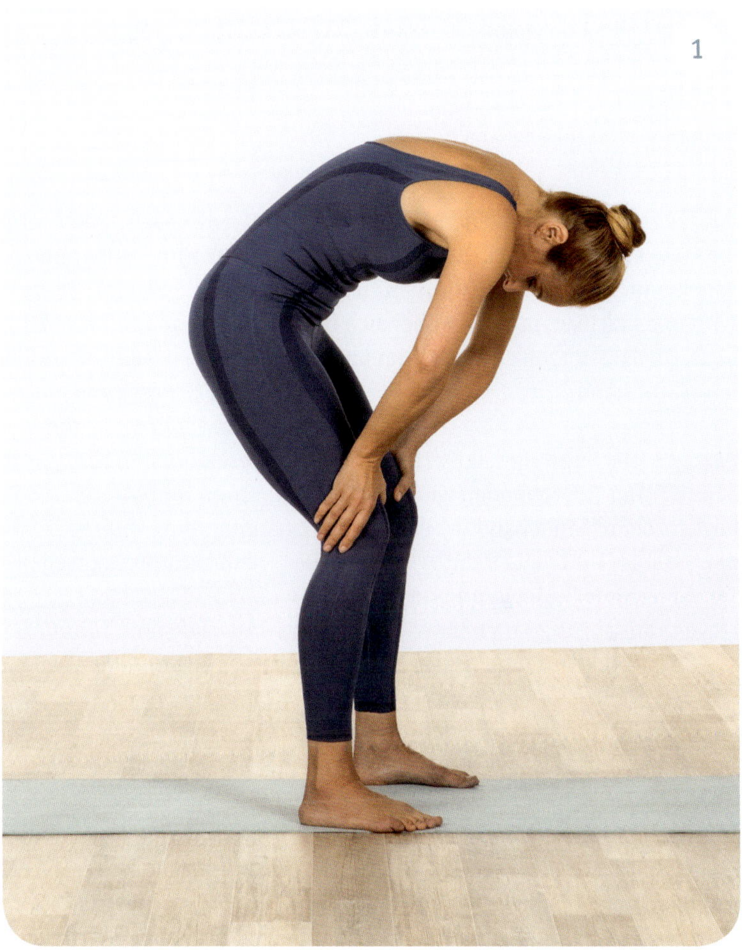

2

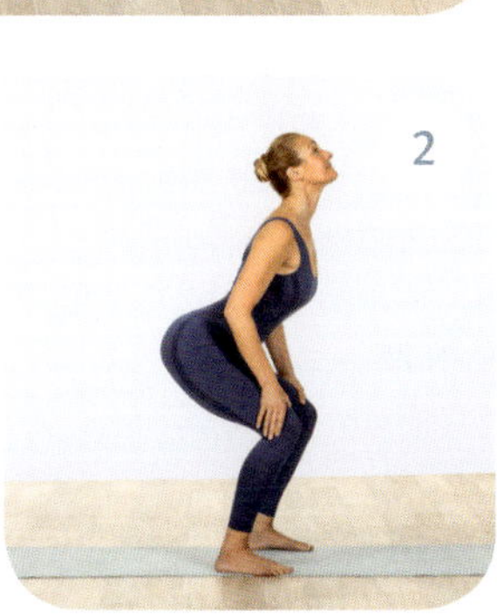

Stehende Katze mit Seitneigung

Ardha Cakraka Trikonasana

Ausgangsstellung Sie stehen aufrecht, die Füße etwa eine doppelte Hüftbreite voneinander entfernt. Sie machen sich groß und wachsen innerlich über sich hinaus. Die Fußspitzen strahlen zum breiten Mattenrand.

Bandhas Die Füße sind aktiv (Pada Bandha), der Beckenboden ist nach innen hochgezogen (Mula Bandha), ebenso der Bauchnabel (Uddiyana Bandha). Machen Sie ein leichtes Doppelkinn und einen langen Hals (Jalandhara Bandha). Leiten Sie Kraft über die Hände (Hasta Bandha).

Ausführung Führen Sie zunächst die stehende Katze in breiter Berghaltung (Seite 54) aus. Kippen Sie Ihr Becken beim Ausatmen nach hinten. Aktivieren Sie dabei Ihren Bauchmuskel, indem Sie den Bauchnabel in Richtung Wirbelsäule schieben. Dadurch entsteht ein Rundrücken. Spüren Sie in sich hinein, wo Sie sich die Dehnung wünschen, und atmen Sie dort gezielt hin. Bei der Einatmung heben Sie den Kopf an, der Blick geht in Richtung Himmel. Sie machen ein Hohlkreuz.

Bei der nächsten Ausatmung wandert das Kinn zum Schlüsselbein, der Rücken wird wieder gewölbt. Strecken Sie beim Ausatmen den rechten Arm nach vorn und schieben Sie in einer fließenden Bewegung die rechte Hand zur linken Seite, dabei spüren Sie die Dehnung in der hinteren rechten Hüfte. Halten Sie diese Position für 5 Atemzüge. Bei der nächsten Einatmung führen Sie die rechte Hand an den rechten Oberschenkel zurück.

Anschließend führen Sie die gleiche Bewegung mit der linken Hand nach vorn und rechts aus.

Drishti Ihr Blick ist zum Boden gerichtet.

Modifikation Bei Schmerzen im Rücken stützen Sie sich mit der Hand, die nicht nach vorn gestreckt wird, an einer Wand, einem Stuhl oder Tisch ab.

Wirkung Der untere seitliche Rücken wird gedehnt.

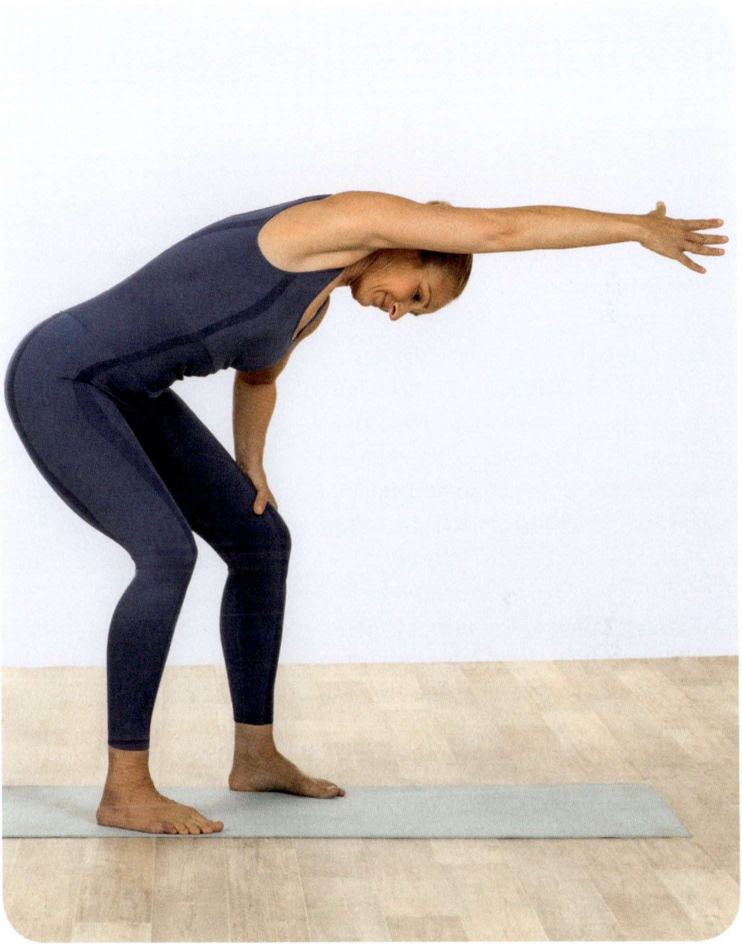

Dreieck

Uttihta Trikonasana

Ausgangsstellung Sie stehen aufrecht. Sie machen sich groß und wachsen innerlich über sich hinaus.

Bandhas Die Füße sind aktiv (Pada Bandha), der Beckenboden ist nach innen hochgezogen (Mula Bandha), ebenso der Bauchnabel (Uddiyana Bandha). Machen Sie ein leichtes Doppelkinn und einen langen Hals (Jalandhara Bandha). Leiten Sie Kraft über die Hände (Hasta Bandha).

Ausführung Führen Sie das rechte Bein nach hinten, die Fußaußenkante wird parallel zum kurzen Mattenrand ausgerichtet. Schieben Sie die rechte Fußaußenkante aktiv in den Boden. Drehen Sie beim Einatmen das Becken zum langen Mattenrand. Der linke Fuß bleibt stehen. Führen Sie dabei die Arme in T-Position, Hände und Schultern bilden eine Linie.

Bei der nächsten Ausatmung richten Sie den Blick zum rechten kleinen Finger und bringen den lang gestreckten Rumpf in eine Seitneigung zum linken Bein. Dabei richtet sich der rechte Arm in Richtung Himmel. Die linke Hand können Sie da abstützen, wo es sich für Sie angenehm anfühlt: auf dem Oberschenkel, auf dem Schienbein, dem Fuß oder dem Boden. ❶

Halten Sie die Übung für 5 tiefe Atemzüge. Stellen Sie sich vor, Sie berühren gleichzeitig mit den Schultern, der Hüfte, der rechten Ferse und der linken Fußaußenkante hinter sich eine Wand.

Um aus der Übung herauszukommen, richten Sie bei der nächsten Ausatmung den Rumpf wieder auf und führen Ihr rechtes Bein zurück in die Berghaltung. Führen Sie nun die Übung zur anderen Seite aus.

Drishti Der Blick führt an der rechten Hand nach oben, wenn der Nacken dies erlaubt, ansonsten siehe Modifikation.

Modifikation Bei Müdigkeit im Nacken richten Sie den Blick zum Boden. Sie können auch das vordere Bein beugen. ❷

Hilfsmittel Sie können die Hand auf einem Block abstützen, um Stabilität bei gleichzeitiger präziser Ausrichtung zu erhalten.

Wirkung Bauchmuskel, Brustmuskel, Hüftbeuger, Schultern, Nacken sowie innere und vordere Oberschenkel werden gedehnt. Spüren Sie, wie von den inneren Oberschenkeln aus Geschmeidigkeit und Beweglichkeit in der Hüfte entsteht.

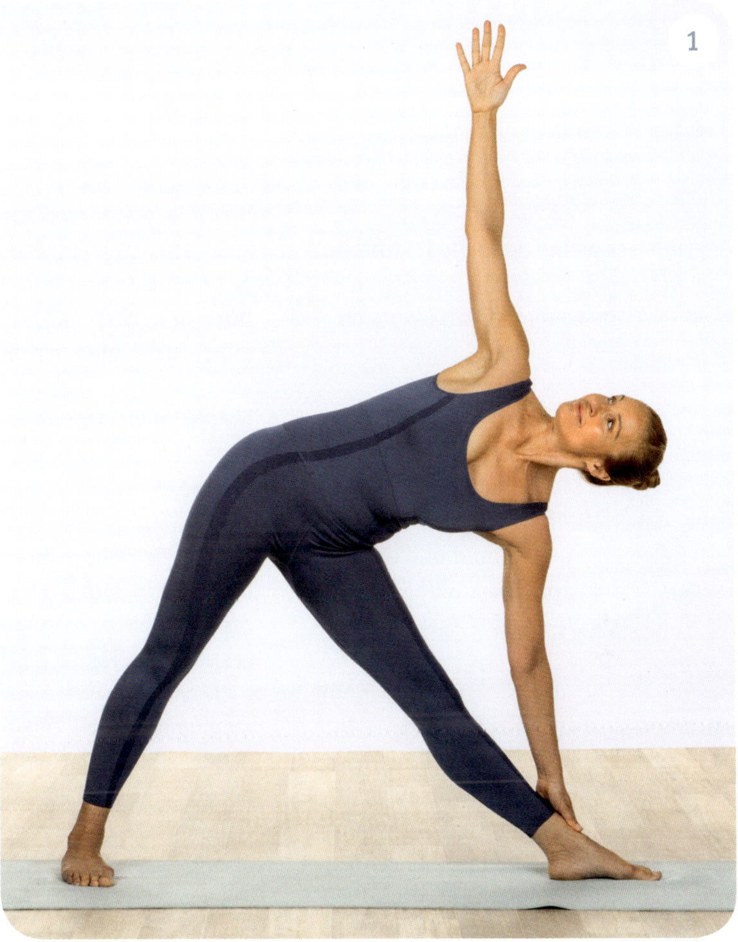
1

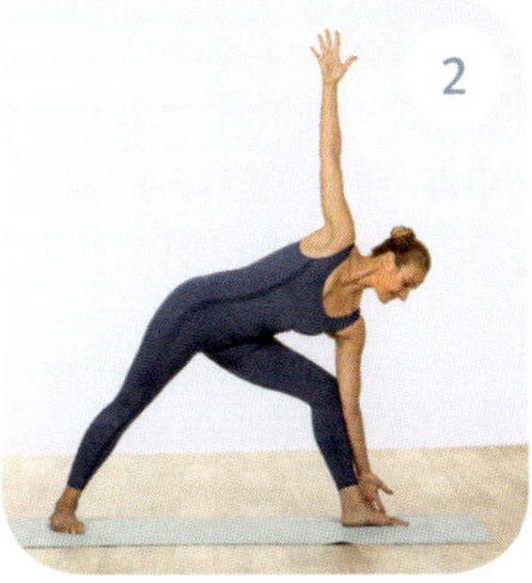
2

Halbe stehende gedrehte breite Vorbeuge

Parivrtta Prassarita Padotanasana

Ausgangsstellung Sie stehen aufrecht, die Füße etwa eine doppelte Hüftbreite voneinander entfernt. Sie machen sich groß und wachsen innerlich über sich hinaus.

Bandhas Die Füße sind aktiv (Pada Bandha), der Beckenboden ist nach innen hochgezogen (Mula Bandha), ebenso der Bauchnabel (Uddiyana Bandha). Machen Sie ein leichtes Doppelkinn und einen langen Hals (Jalandhara Bandha). Leiten Sie Kraft über die Hände (Hasta Bandha).

Ausführung Bei der nächsten Einatmung stemmen Sie die Hände an der jeweiligen Hüfte ein und heben Ihr Brustbein an. Dabei richten Sie den Blick nach oben. Bei der Ausatmung kippen Sie mit lang gestrecktem Rücken den Rumpf nach vorn in Richtung Boden, stützen dabei die Hände unter den Schultern auf dem Boden ab und schieben den Boden nach vorn. Dadurch ziehen Sie sich mit dem lang gestreckten Rumpf zwischen die Beine. Die Finger sind seesternförmig gespreizt. Die Beine bleiben gestreckt.

Bei der nächsten Einatmung mit langgestrecktem Rücken rotieren Sie Ihre Wirbelsäule, während die rechte Hand mit ausgestreckten Fingern zum Himmel zeigt. Sie bilden mit Ihrer linken Hand, Ihren Schultern und Ihrer rechten Hand eine senkrechte Linie. ❶

Halten Sie die Übung für 5 tiefe Atemzüge. Führen Sie dann die Übung zur anderen Seite aus.

Drishti Sie richten Ihren Blick entweder auf den Boden oder, wenn es der Nacken erlaubt, mit Doppelkinn und langgestrecktem Hals zum Himmel.

Modifikation Sollten Sie Beschwerden haben, können Sie beide Beine leicht beugen, den Rücken lassen Sie dabei gerade. ❷

Hilfsmittel Wenn Sie nicht mit der Hand auf den Boden kommen, benutzen Sie einen oder mehrere gestapelte Blöcke. ❸

Wirkung Die Muskeln im unteren Rücken, der hinteren Schulter, den Beininnenseiten, den Beinrückseiten und im Nacken werden gedehnt.

1

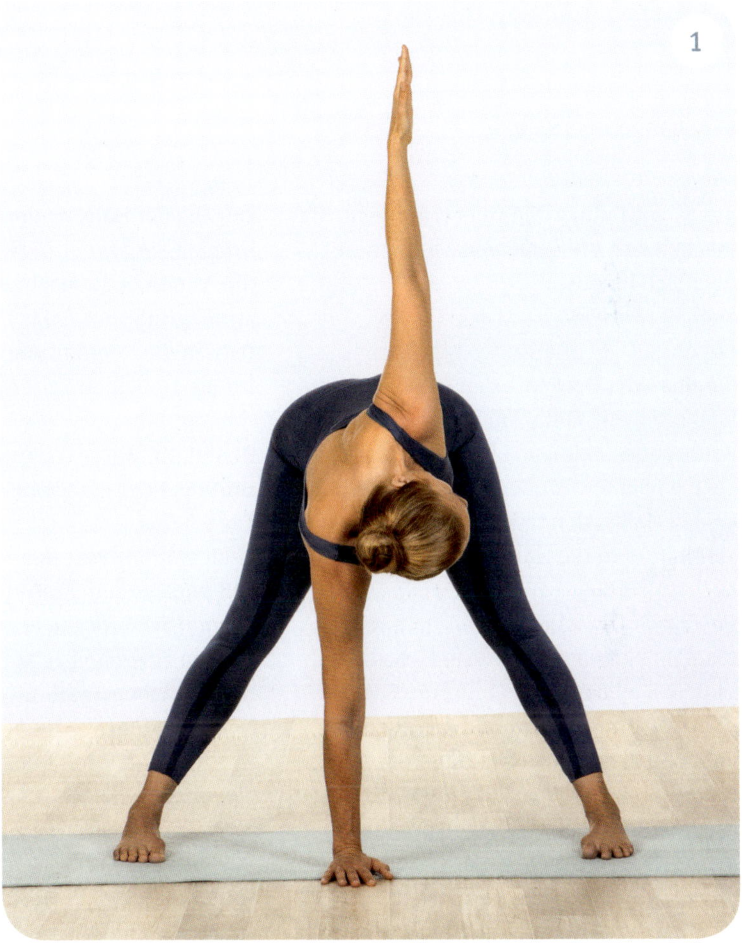

2

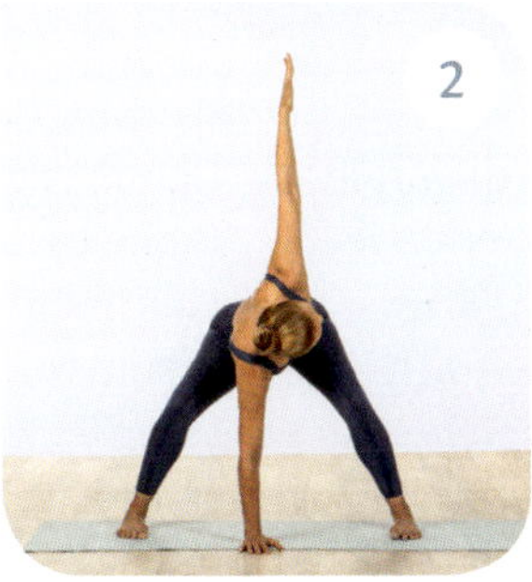

3

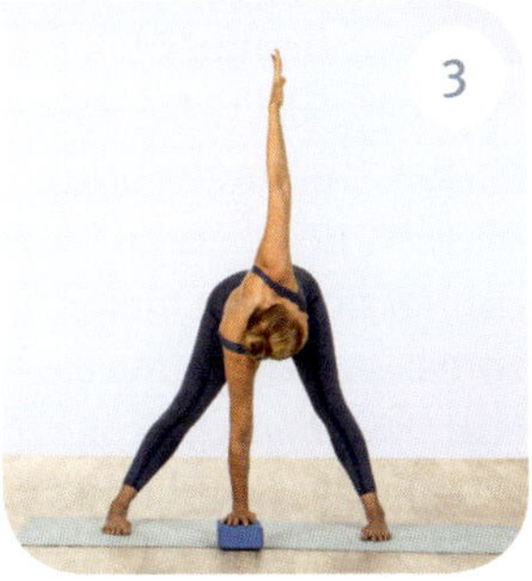

Krieger I Variation

Virabhadrasana I Variation

Ausgangsstellung Sie stehen aufrecht. Sie machen sich groß und wachsen innerlich über sich hinaus.

Bandhas Die Füße sind aktiv (Pada Bandha), der Beckenboden ist nach innen hochgezogen (Mula Bandha), ebenso der Bauchnabel (Uddiyana Bandha). Machen Sie ein leichtes Doppelkinn und einen langen Hals (Jalandhara Bandha). Leiten Sie Kraft über die Hände (Hasta Bandha).

Ausführung Machen Sie mit dem rechten Bein einen großen Ausfallschritt nach hinten. Drehen Sie den hinteren Fuß um 90 Grad. Die Fußsohle und vor allem die Fußaußenkante schieben den Boden weg. Das vordere Knie steht über dem Sprunggelenk. Das Becken ist nach vorn ausgerichtet. Das Steißbein strahlt nach unten, die Schambeinknochen nach vorn oben. Bei der nächsten Einatmung führen Sie die Arme über die Seite nach oben über den Kopf. Der Blick folgt den Händen.

Bei der Ausatmung bringen Sie die Arme seitlich in T-Position. Die Schulterblätter richten sich nach hinten aus. Ihr Brustkorb hebt sich an und Sie beugen sich in einer Rückbeuge leicht nach hinten, soweit Ihr Oberkörper dies zulässt. ❶ Bleiben Sie in dieser Position 5 Atemzüge.

Um aus der Haltung herauszukommen, bringen Sie bei der nächsten Einatmung die Arme wieder nach oben. Bei der Ausatmung führen Sie das hintere Bein nach vorn in die Berghaltung. Führen Sie die Übung zu beiden Seiten aus.

Drishti Ihr Blick ist entweder hoch zum Himmel oder geradeaus gerichtet.

Modifikation Statt den rechten hinteren Fuß parallel zum Mattenrand zu stellen, können Sie auch die Ferse anheben, um auf den Fußzehen zu stehen. ❷ Bei einem Bandscheibenvorfall modifizieren Sie die Übung, indem Sie die Arme nach oben strecken und Ihren Blick nach vorn richten, ohne sich nach hinten zu beugen. ❸

Hilfsmittel Wenn es schwerfällt, die Fußaußenkante des hinteren Beines aktiv in den Boden zu schieben, können Sie Ihren Fuß gegen eine Wand schieben.

Wirkung Die Übung sorgt für eine gute Haltung der gesamten Wirbelsäule und macht den Hüftbeuger geschmeidig. Bauchmuskel, Brustmuskel, Hüftbeuger, Schultern, Nacken und der vordere Oberschenkel werden gedehnt. Sie wirkt gegen ein Hohlkreuz, das Verspannungen im Nacken verursacht.

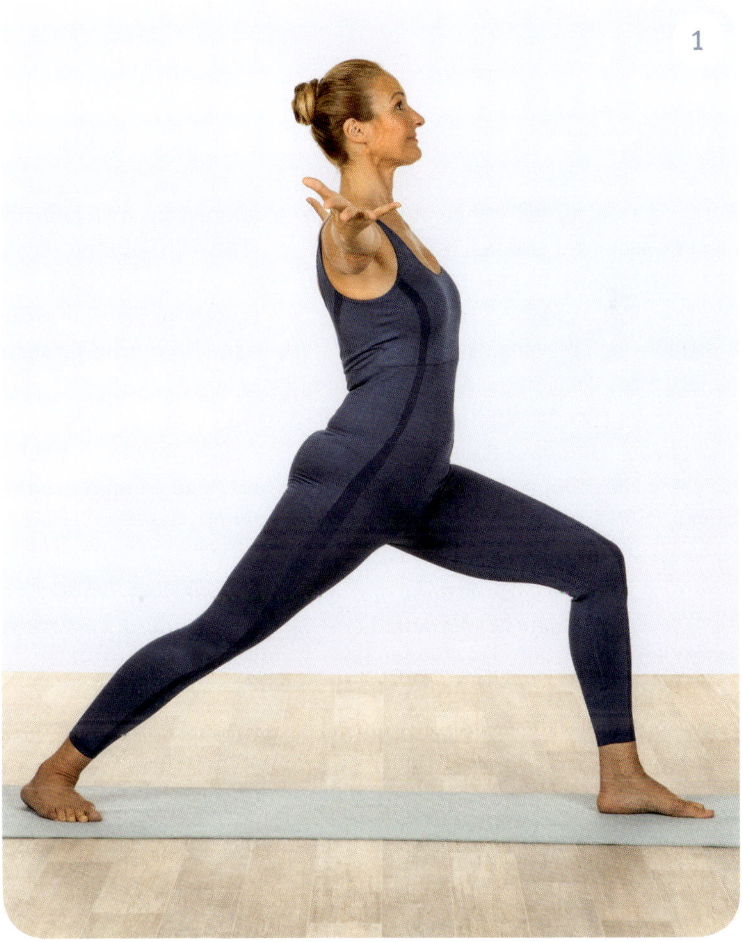

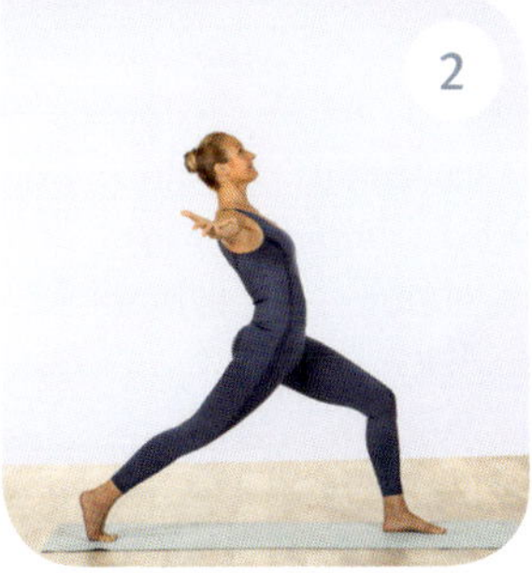

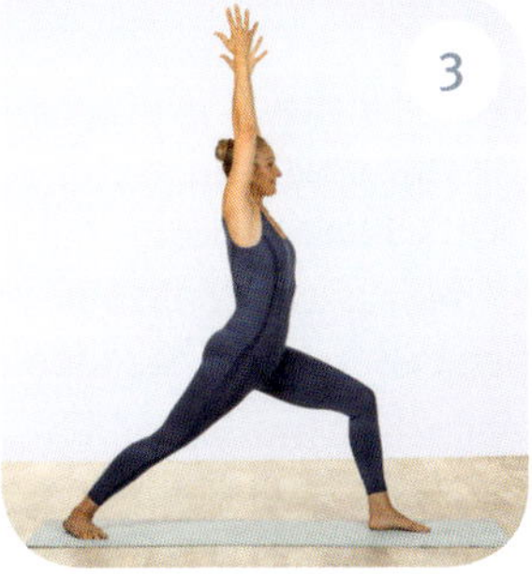

Baum

Vrksasana

Ausgangsstellung Sie stehen aufrecht. Sie machen sich groß und wachsen innerlich über sich hinaus.

Bandhas Die Füße sind aktiv (Pada Bandha), der Beckenboden ist nach innen hochgezogen (Mula Bandha), ebenso der Bauchnabel (Uddiyana Bandha). Machen Sie ein leichtes Doppelkinn und einen langen Hals (Jalandhara Bandha). Leiten Sie Kraft über die Hände (Hasta Bandha).

Ausführung Schieben Sie die Zehen des linken Beins gefächert aktiv in den Boden. Heben Sie das rechte Bein an. Die Fußsohle des rechten Beines bringen Sie entweder an die Fußinnenseite des Standbeins oder an die Wade, je nach Ihrer Standfestigkeit. Die Arme lassen Sie nach unten neben den Rumpf sinken. Sie können die Handflächen auch vor dem Brustkorb in die Gebetshaltung nehmen. ❶

Wenn Sie etwas geübter sind, können Sie die Fußsohle an der Innenseite des linken Oberschenkels positionieren. ❷ Schieben Sie bewusst die Fußsohle des angehobenen Fußes an das Standbein. Die Arme können Sie auch lang über den Kopf strecken. Die Daumen zeigen nach hinten.

Halten Sie die Übung für 5 Atemzüge, dann führen Sie sie auch auf der anderen Seite aus.

Drishti Ihr Blick ist auf einen nicht beweglichen Punkt nach vorn in die Weite fixiert.

Modifikation Bei starkem Schwindelgefühl führen Sie diese Übung an einer Wand zum Abstützen durch.

Hilfsmittel Sie können mit dem Rücken an der Wand prüfen, ob Ihr Becken gerade ist. Ferse, Hüfte, Schulter, Hand und Knie sollten an der Wand sein.

Variation Sie können das gebeugte Bein auch wie einen Pfeil nach vorn strahlen lassen. ❸

Wirkung Folgende Muskeln werden gedehnt: Bauchmuskel, Brustmuskel, Hüftbeuger, Schulter, Nacken, vordere Oberschenkel.

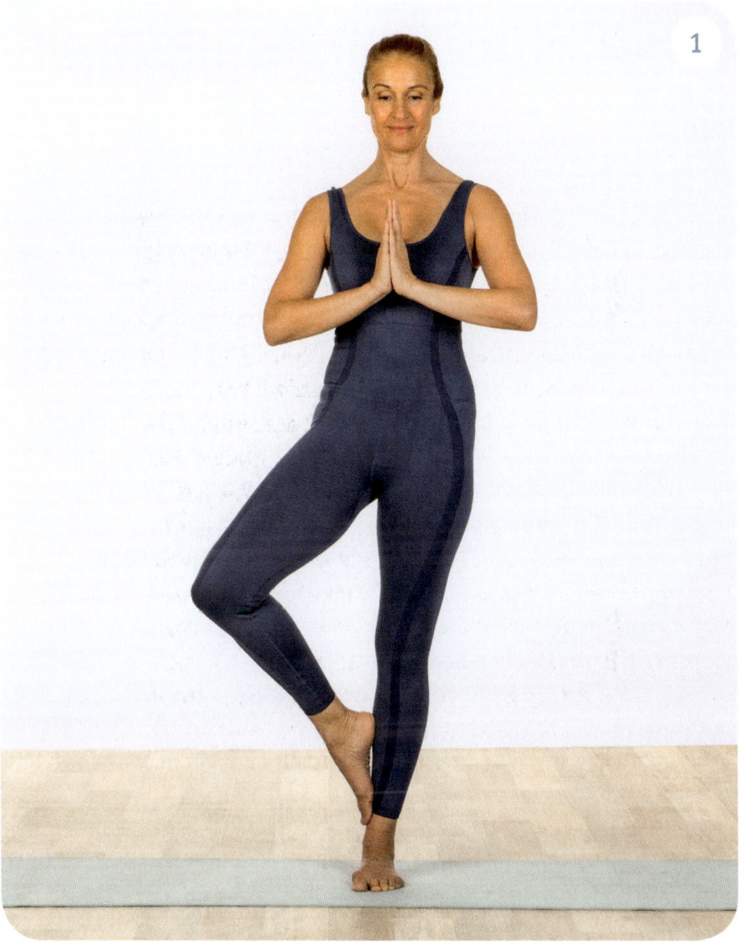

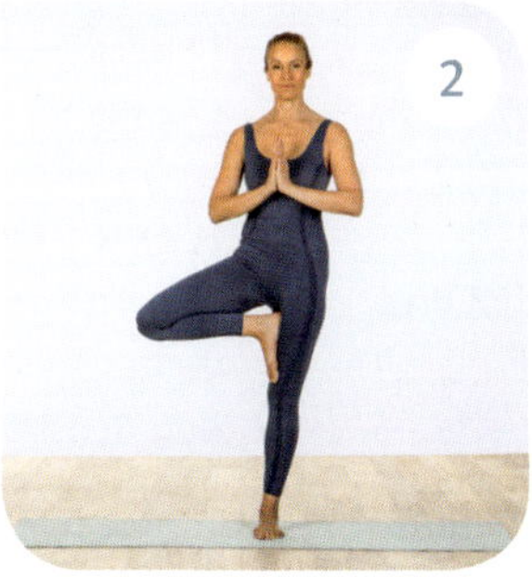

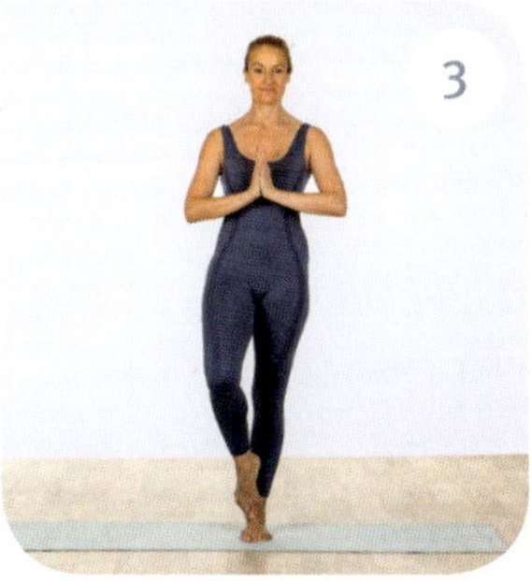

Tänzer

Natarajasana

Ausgangsstellung Sie stehen aufrecht. Sie machen sich groß und wachsen innerlich über sich hinaus.

Bandhas Die Füße sind aktiv (Pada Bandha), der Beckenboden ist nach innen hochgezogen (Mula Bandha), ebenso der Bauchnabel (Uddiyana Bandha). Machen Sie ein leichtes Doppelkinn und einen langen Hals (Jalandhara Bandha). Leiten Sie Kraft über die Hände (Hasta Bandha).

Ausführung Schieben Sie die Zehen gefächert aktiv in den Boden. Beim Einatmen heben Sie das rechte Bein an. Beim Ausatmen fassen Sie mit beiden Händen hinter dem Rücken Ihren rechten Fußrücken. Dabei werden Ihr Oberschenkel und Ihr Fuß bis zum Schienbein gedehnt. Wenn möglich, beugen Sie beim Einatmen das gehobene Bein bis zum rechten Winkel zwischen Ober- und Unterschenkel und ziehen es nach hinten oben. Hüfte und Knie bleiben parallel. Strecken Sie den linken Arm mit gestreckten Fingern nach vorn aus. ❶

Halten die Übung für 5 Atemzüge und wechseln Sie die Seite.

Drishti Richten Sie den Blick nach vorn in die Weite auf einen festen Punkt.

Modifikation Sie können die Ferse am Gesäß lassen, Ihre Knie berühren dann einander. ❷ Wichtig ist dabei, den Beckenboden anzuspannen und den Bauchnabel nach innen hochzuziehen.

Hilfsmittel Bei starkem Schwindel sollten Sie diese Übung an einem Stuhl zum Abstützen durchführen. ❸ Wenn Sie nicht mit der Hand an Ihren Fuß kommen, können Sie gerne einen Yogagurt nehmen. ❹ Diesen lassen Sie mit der Zeit kürzer werden, bis Sie keinen mehr benötigen.

Wirkung Die Asana schafft Weite in der Brustmuskulatur. Die Muskeln werden gestreckt, was zur Entlastung der Halswirbelsäule und der Hüfte führt. Die Kraft der Fußsohlenmuskulatur wird aktiviert, was der Fußwölbung zugutekommt. Schulter, Arme und Brustmuskulatur werden beweglicher. Gedehnt werden Bauchmuskel, Brustmuskel, Hüftbeuger, Schultern, Nacken und vordere Oberschenkel.

Hinweis Bei starker Spannung in der Lendenwirbelsäule strebt das Steißbein noch weiter in Richtung Boden. Das Ziel ist es, den Brustkorb weiter auszudehnen und die Beweglichkeit in der Hüfte weiterzuentwickeln.

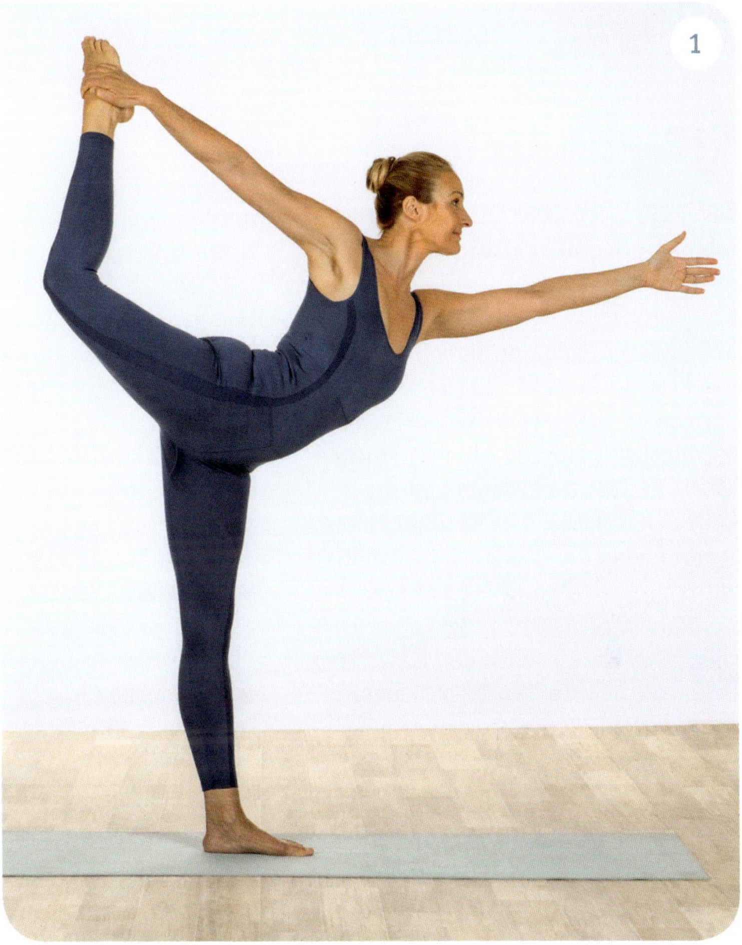

1

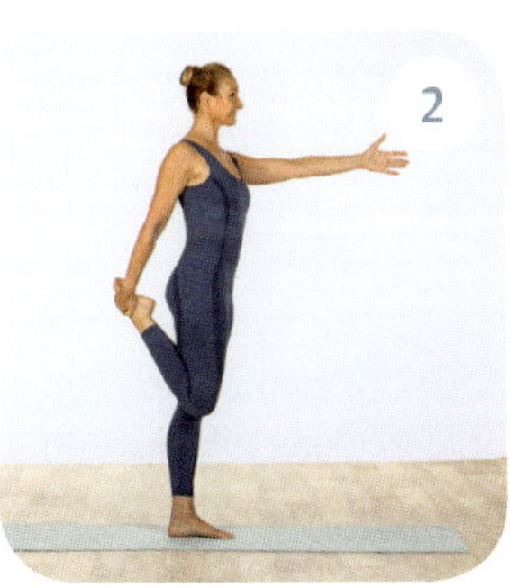

2

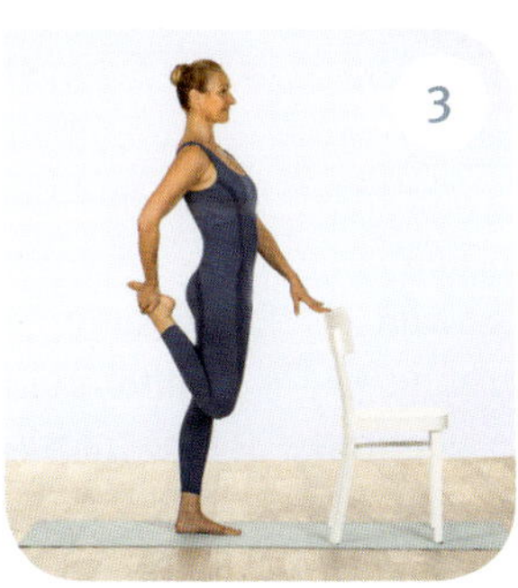

3

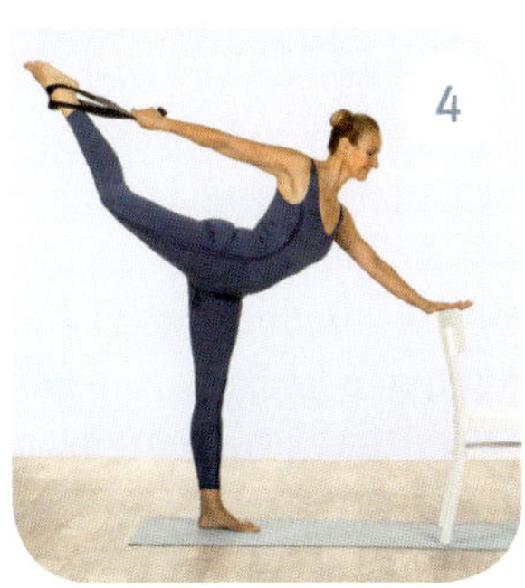

4

Adler

Garuda

Ausgangsstellung Sie stehen aufrecht, machen sich groß und wachsen innerlich über sich hinaus.

Bandhas Die Füße sind aktiv (Pada Bandha), der Beckenboden ist nach innen hochgezogen (Mula Bandha), ebenso der Bauchnabel (Uddiyana Bandha). Machen Sie ein leichtes Doppelkinn und einen langen Hals (Jalandhara Bandha). Leiten Sie Kraft über die Hände (Hasta Bandha).

Ausführung Schieben Sie die Zehen gefächert aktiv in den Boden und heben Sie das rechte Bein an. Beugen Sie langsam das Standbein. Setzen Sie den rechten Fuß auf dem linken Oberschenkel ab. Das Knie wird nach außen gewinkelt. Senken Sie das Gesäß ab, so als wollten Sie sich auf einen Stuhl setzen. Sie spüren einen Zug an der Hüfte.

Richten Sie nun die Aufmerksamkeit auf die Adlerarme: Überkreuzen Sie die Arme vor dem Brustkorb, der linke Arm liegt oben, der rechte unten. Verschränken Sie die Hände miteinander. Die Arme sind dabei im rechten Winkel gebeugt mit den Ellenbogen auf Schulterhöhe. ❶ Möglicherweise spüren Sie eine Dehnung an der Hüfte. Nehmen Sie wahr, was sich im Hüftbereich verändert, wenn Sie die Hüfte senken oder anheben.

Halten die Übung für 5 Atemzüge und führen Sie sie dann auch auf der anderen Seite aus.

Drishti Richten Sie den Blick nach vorn in die Weite auf einen Punkt, der sich nicht bewegt.

Modifikation Wenn es zu Beginn schwierig erscheint, das gehobene Bein auf dem Oberschenkel abzusetzen, belassen Sie es auf Höhe des Unterschenkels oder des Fußgelenks. ❷

Hilfsmittel Bei starkem Schwindel können Sie sich bei dieser Übung mit dem Rücken an einer Wand anlehnen.

Variation Sie können die Arme auch in Anjali Mudra (Gebetshaltung) halten. Dafür legen Sie beide Hände vor der Brust flach mit den Handinnenseiten aneinander und spreizen die Finger. ❸

Wirkung Die Muskulatur zwischen den Schulterblättern, der Bauchmuskel, der Brustmuskel, der Hüftbeuger, Schultern, Nacken und vordere Oberschenkel werden gedehnt.

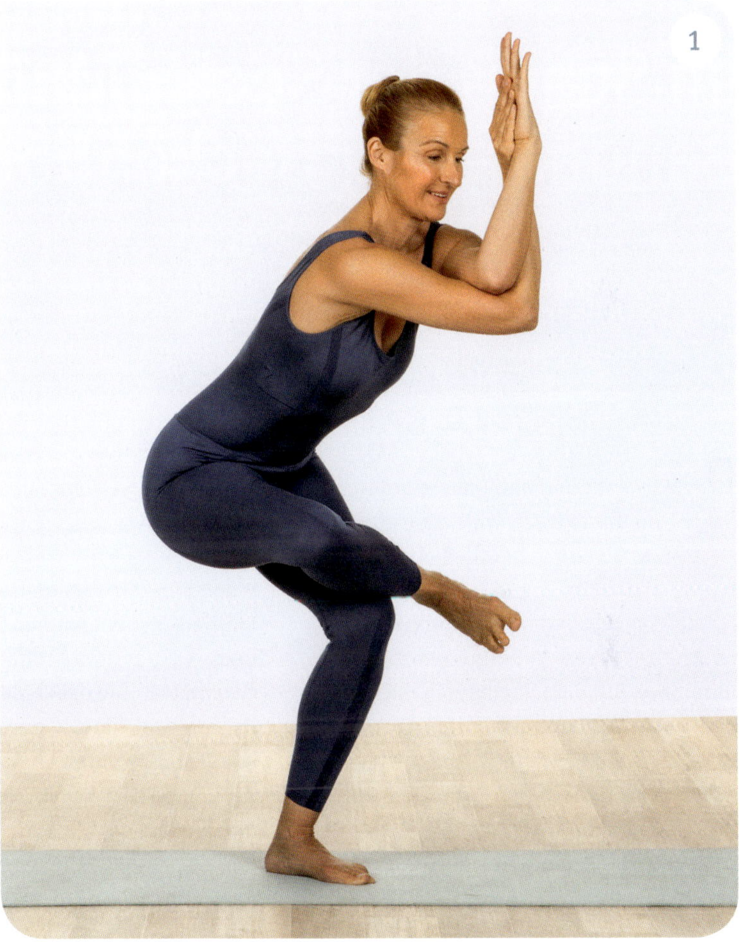
1

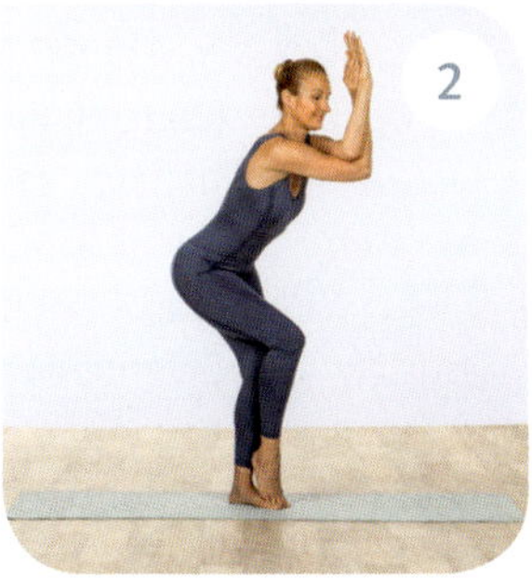
2

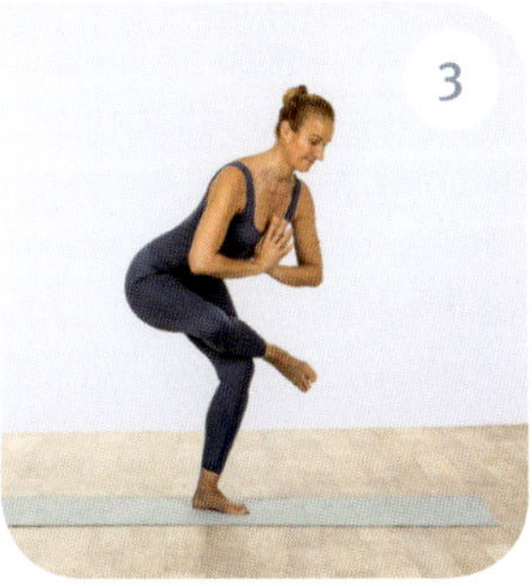
3

Im Schoß der Seele: Mulha Bandha – der Beckenboden

Der Ursprung für Rückenprobleme kann im Beckenboden zu finden sein. Deshalb integrieren wir diesen Körperbereich ganz bewusst in unsere Asanapraxis und stärken ihn durch eine Mediation.

Der Beckenboden hält unsere unteren Organe an ihrem Platz, wirkt also stabilisierend und ist doch bereit, sich zu öffnen. Er wird in drei Schichten beschrieben: Die äußere Schicht umschließt wie eine Achterschlinge die Körperöffnungen von der Harnröhre und dem Vaginaeingang bzw. der Peniswurzel und dem Anus. Die mittlere Schicht liegt wie ein Dreieck wird zwischen dem Sitzbein und dem Schambeinknochen. Die innere Schicht vernetzt den gesamten Beckeninnenraum aus mehreren Muskelgruppen.

Der Beckenboden gilt als Oase der Sinnlichkeit und wird im Yoga als Ort der inneren Stabilität und Sicherheit angesehen. Das hier gelagerte Wurzelchakra, Muladhara, spiegelt emotional genau diese Gefühle wider.

Können Sie Ihren Beckenboden bewusst spüren?

Wenn Sie sich auf Ihre Hand setzen und lauthals lachen, können Sie wahrnehmen, wie der Beckenboden sich nach vorn durchwölbt. Dies geschieht auch beim Husten oder Niesen, denn diese Aktivitäten erzeugen einen unglaublichen Druck. Bei Empfindlichkeit im Beckenboden können Sie diese Region schonen, indem Sie den Beckenboden in solchen Drucksituationen zum Schutz bewusst aktivieren.

Solange unser Beckenboden gesund ist und funktioniert, findet er selten Aufmerksamkeit. Erste Herausforderungen entstehen bei Frauen häufig nach der Geburt des ersten Kindes, denn eine Geburt ist eine starke Belastung für den Beckenboden und häufig trägt er dabei Verletzungen davon. Aber auch Männer sind betroffen. Allein durch den Stress im Alltag findet eine unbewusste Anspannung im Beckenbo-

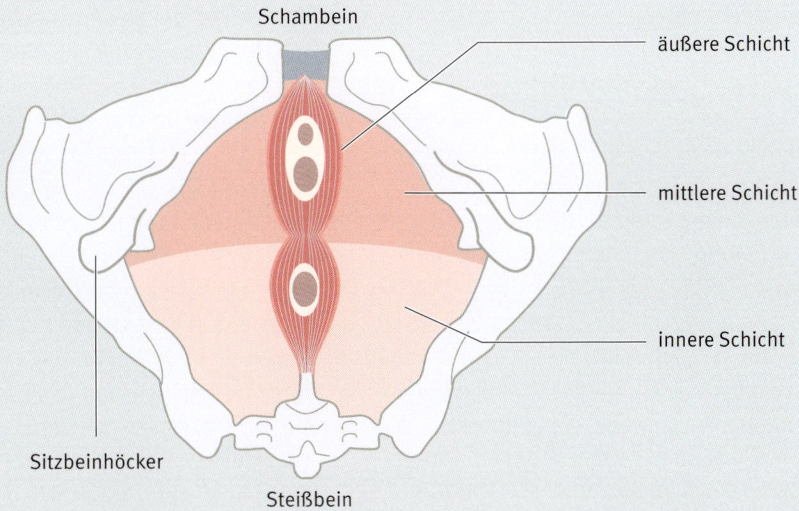

Vlk J, Jährling N. Selbstbestimmte Geburt ohne Angst. Stuttgart: TRIAS; 2021

den statt. Häufig vergessen wir, uns im Anschluss wieder zu entspannen.

Wie wird der Beckenboden aktiviert?

Stellen Sie sich vor, Sie müssten dringend auf die Toilette und weit und breit ist keine in Sicht. Genau diese Anspannung, die Sie jetzt schon allein bei diesem Gedanken spüren, benötigen Sie, um den Beckenboden zu aktivieren.

Wenn wir in diesem Bereich mit der Arbeit beginnen, richten wir unsere Aufmerksamkeit auf eine ganz zarte und subtile Körperwahrnehmung. Es handelt sich hier um eine körperliche Tabuzone, über die es vielen Menschen schwerfällt, zu sprechen. Subtil ist die beste Beschreibung, denn genau dann vermeiden wir es, diesen Muskel übermäßig zu aktivieren. Ein unkontrolliertes Anspannen findet schon im Alltag immer wieder statt. Wird diese Anspannung nicht wieder gelöst, kann es langfristig zu Verfilzungen und Blasenbeschwerden führen.

Im Yoga geht es uns darum, die verspannte Muskulatur zu lösen und die fasziale Elastizität durch sanfte Impulse wieder aufzubauen. Da der Beckenboden in Verbindung mit dem Zwerchfell, dem Kiefer, der Handinnenflächen und der Fußsohlen steht, betrachten wir alles als eine Einheit. Atemtechniken sowie Impulse durch Hände und

Füße haben also auch eine Wirkung auf den Beckenboden.

Beckenboden-Meditation

Meditation fördert die Entschleunigung und die tiefe Entspannung. Durch diese Entspannung wird die Zirkulation und Durchblutung im unteren Rücken verbessert.

Bei dieser Meditation spüren Sie durch die erzeugten Bienentöne die wohltuenden Vibrationen Ihr Gewebe. Wenn Ihre Gedanken zu wandern beginnen, üben Sie mit kürzeren Sequenzen. Übung macht den Meister.

- Legen Sie sich ganz bequem in Rückenlage, die Beine entweder leicht gebeugt oder lang gestreckt, so, wie Sie sich am besten entspannen können.
- Nehmen Sie sich ein paar Minuten Zeit und beobachten Sie Ihren Atem. Atmen Sie in den Beckenboden hinein und lassen Sie beim Einatmen ganz bewusst ein Gefühl der Fülle im unteren Rücken und im Becken entstehen, während Sie beim Ausatmen mit geschlossenem Mund ein Flüstergeräusch erzeugen.
- Erlauben Sie Ihrem Atem, ganz natürlich ein- und auszufließen, während Sie Ihre Aufmerksamkeit auf Ihre Handflächen richten. Bei der Einatmung öffnen Sie die Hände ganz sanft wie die Blüte einer Lotusblume. Beim Ausatmen schließen Sie Ihre Hand genauso sanft wieder, ohne dabei eine Faust zu machen. Bewegen Sie Ihre Hände im Fluss der eigenen Atmung sanft und achtsam.
- Visualisieren Sie nun in Ihrem Becken, wie diese gleiche Lotusblüte beim Einatmen sanft aufgeht und sich beim Ausatmen wieder schließt. Folgen Sie dabei Ihren Bewegungen mit den Händen.
- Bei der Einatmung können Sie sich nun zusätzlich vorstellen, wie sich die Beckenboden-Lotusblüte nach oben in Richtung Zwerchfell bewegt. Bei der Ausatmung sinkt sie wieder nach unten und schließt sich. Wiederholen Sie dies 2- bis 5-mal und spüren Sie im Anschluss nach.
- Positionieren Sie dann Ihre Hände auf dem unteren Bauch und atmen Sie tief und entspannt ein, während Sie bei der Ausatmung das Geräusch einer Biene mit geschlossenem Mund nachahmen. Spielen Sie mit dieser Akustik, sodass die Vibration im Beckenknochen spürbar ist. Wiederholen Sie diese Übung 2- bis 5-mal und spüren Sie immer wieder ganz bewusst nach.

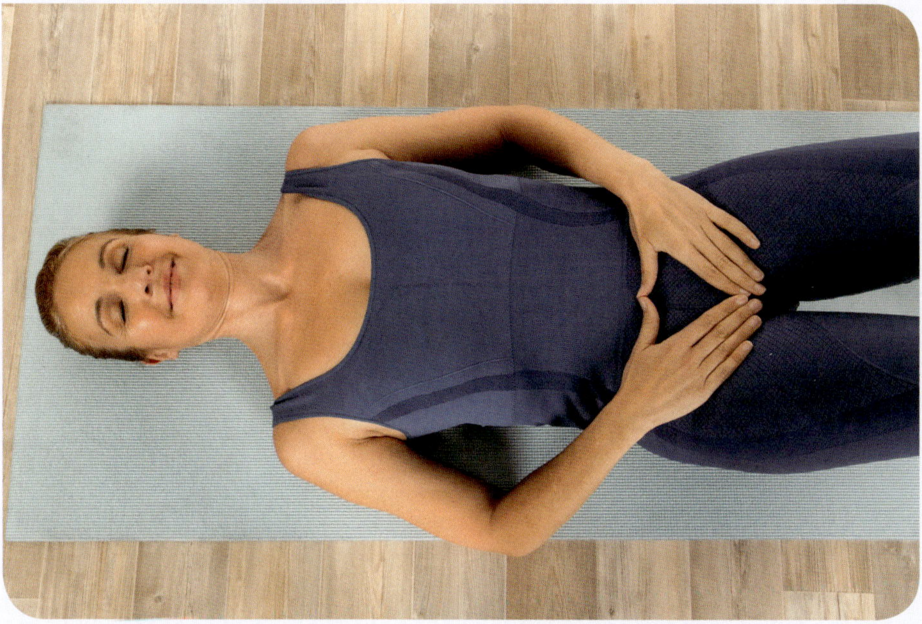

Kindshaltung

Balasana

Ausgangsstellung Sie begeben sich auf Hände und Knie in den Vierfüßlerstand. Die Hände positionieren Sie unter den Schultern, die Knie unter der Hüfte.

Bandhas Nehmen Sie sich einen Moment Zeit, um alles loszulassen. Auch die Bandhas sind entspannt.

Ausführung Mit der Ausatmung senken Sie das Gesäß auf die Fersen ab, die Stirn ruht auf dem Boden. Die Hände sind neben der Hüfte positioniert. Beim Einatmen geht der Blick nach vorn, der Nackenmuskel wird durch das Anheben des Kopfes angespannt. Beim Ausatmen führen Sie die Stirn zum Boden und strecken den Nackenmuskel. ❶

Bleiben Sie 5 Atemzüge in der Asana.

Drishti Ihr Blick ist ruhig auf einen Punkt auf dem Boden fixiert oder geradeaus gerichtet.

Hilfsmittel und Modifikation Bei Schmerzen in den Knien können Sie sich entweder auf ein weiches Kissen knien oder ein gefaltetes Handtuch zwischen Waden und Oberschenkeln als Erhöhung positionieren. Probieren Sie aus, was Ihnen guttut. Bei starker Spannung im Nacken können Sie zu Beginn eine Faust, ein gefaltetes Handtuch oder einen Faszienball unter die Stirn legen. ❷

Variation Sie können die Arme auch weit nach vorn in Verlängerung der Schultern ablegen. ❸

Wirkung Diese Übung gibt Ihnen die Gelegenheit, sich wahrzunehmen und loszulassen, um wieder Kräfte zu sammeln. Wann immer Sie in Ihrer Yogapraxis eine Auszeit benötigen, können Sie für ein paar Atemzüge in der Kindshaltung verweilen, um Ihre Sinne wieder zu sammeln.

Die Muskeln im oberen Rücken, in den Schultern und im Nacken werden gedehnt.

Die Asana wirkt gegen Migräne, Kopfschmerzen, Kalkschulter, Tennisarm und Bandscheibenvorfall.

1

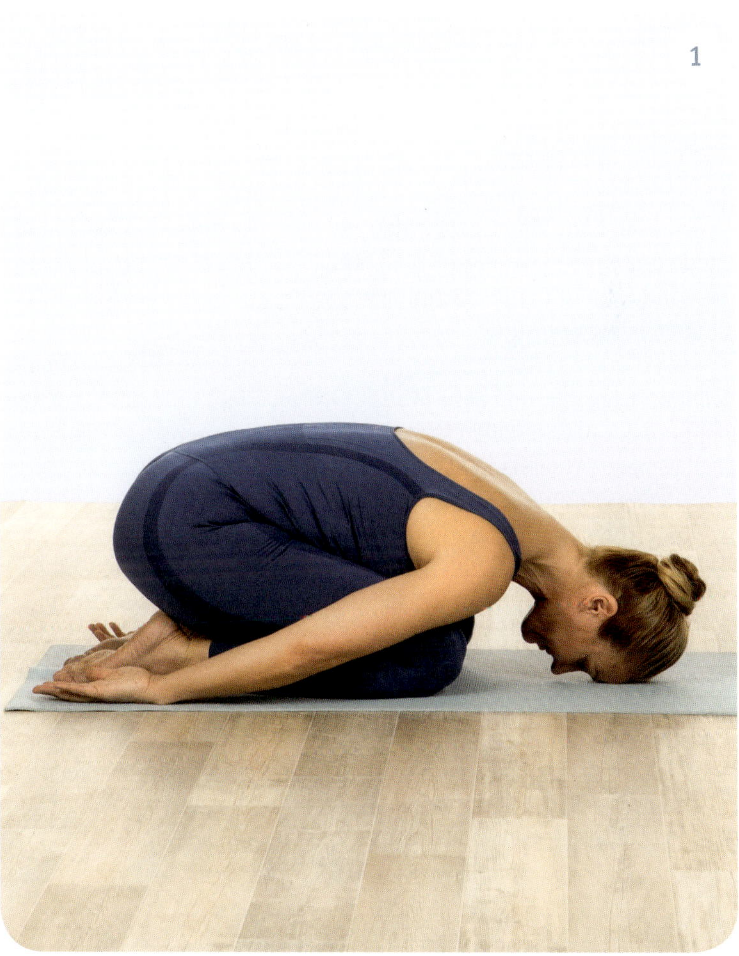

2

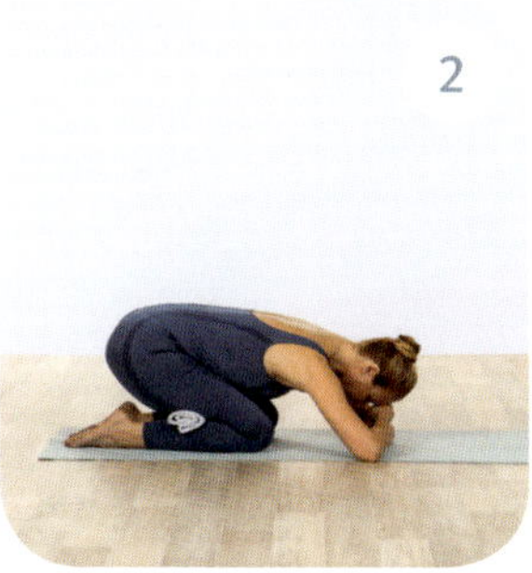

3

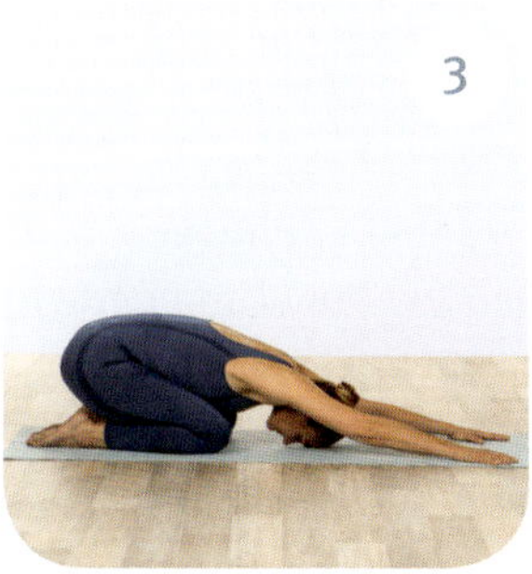

Katze – Kuh

Cakravakasana

Ausgangsstellung Sie begeben sich auf Hände und Knie in den Vierfüßlerstand. Die Hände sind unter den Schultern und die Knie unter der Hüfte.

Bandhas Die Füße sind aktiv (Pada Bandha), der Beckenboden ist nach innen hochgezogen (Mula Bandha), ebenso der Bauchnabel (Uddiyaba Bandha). Machen Sie ein leichtes Doppelkinn und einen langen Hals (Jalandhara Bandha). Leiten Sie Kraft über die Hände (Hasta Bandha).

Ausführung Heben Sie beim Einatmen den Kopf an, der Blick geht in Richtung Himmel. Machen Sie ein Hohlkreuz. ❶ Beim Ausatmen wandert das Kinn zur Brust und der Blick zum Oberschenkel, der Rücken wird gewölbt. ❷

Setzen Sie diese Übung im Fluss der Atmung mit 10 Wiederholungen fort. Alternativ können Sie die Übung auch statisch ausführen und für jeweils 5 Atemzüge halten.

Drishti Der Blick geht beim Einatmen geradeaus zum Himmel, beim Ausatmen zum Oberschenkel.

Modifikation Bei empfindlichen Handgelenken stützen Sie sich nicht auf den Händen, sondern auf den Unterarmen ab.

Hilfsmittel Sie können ein gefaltetes Handtuch unter die Knie legen, wenn Sie Schmerzen in den Knien haben.

Variationen 1. Sie können diese Übung steigern, indem Sie diagonal ein Bein und eine Hand vom Boden anheben und nach vorn bzw. und hinten strecken. Dies stärkt die Muskelkoordination und auch das Gleichgewicht. ❸

2. Zur Verbesserung der Geschmeidigkeit in der Hüfte versuchen Sie, abwechselnd die jeweilige Hüfte mit der gleichseitigen Schulter zusammenzuführen. Dabei spüren Sie die Dehnung auf der Gegenseite. ❹

Wirkung Diese Übung sorgt für Geschmeidigkeit in der gesamten Wirbelsäule. Die Muskeln im oberen und unteren Rücken, der hinteren Schulter, in Bauch, Brust, Kopfwender und Nacken sowie Arm- und Handgelenken werden gedehnt.

1

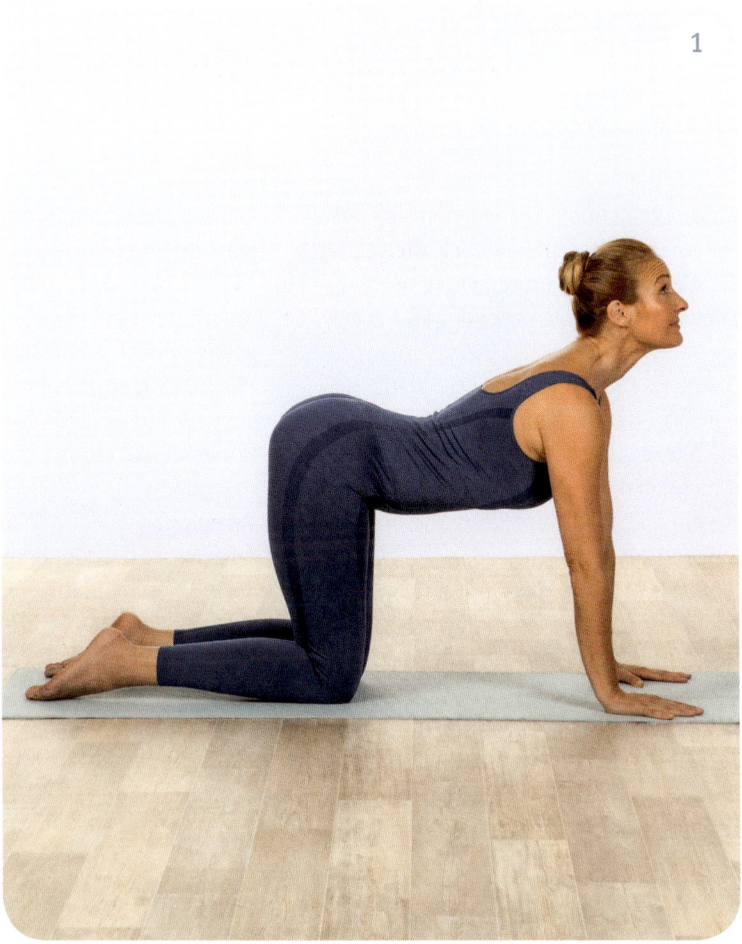

2

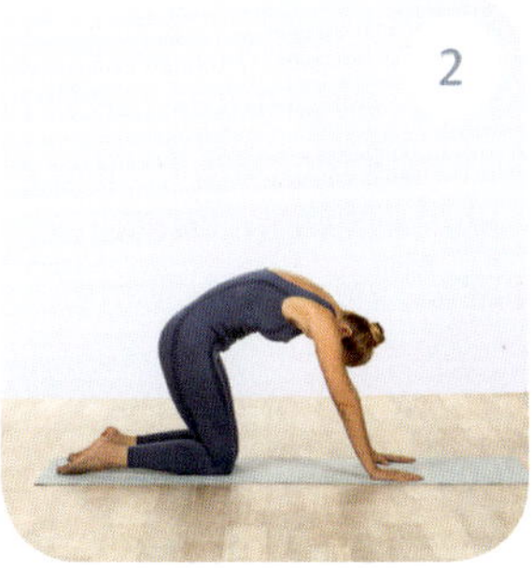

3

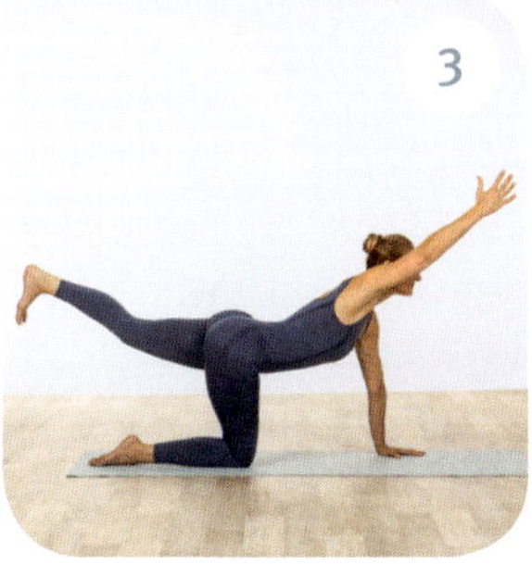

4

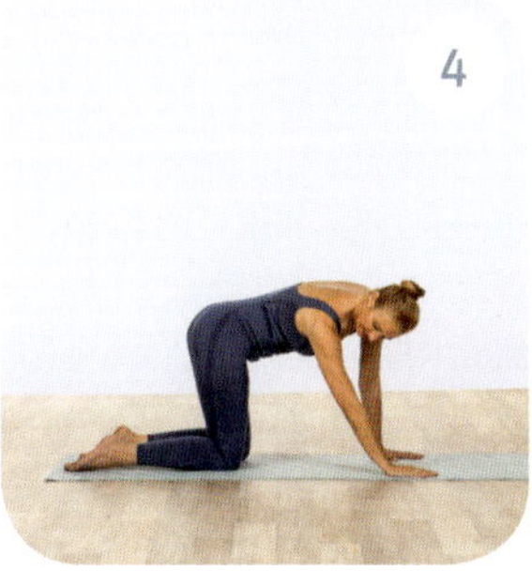

Herabschauender Hund

Eka Pada Adho Mukha Shvanasana

Ausgangsstellung Sie begeben sich auf Hände und Knie in den Vierfüßlerstand. Die Hände positionieren Sie unter den Schultern, die Knie unter der Hüfte.

Bandhas Die Füße sind aktiv (Pada Bandha), der Beckenboden ist nach innen hochgezogen (Mula Bandha), ebenso der Bauchnabel (Uddiyana Bandha). Machen Sie ein leichtes Doppelkinn und einen langen Hals (Jalandhara Bandha). Leiten Sie Kraft über die Hände (Hasta Bandha).

Ausführung Bei der nächsten Ausatmung strecken Sie die Beine, das Steißbein strebt nach oben zum Himmel. Die Fersen streben bewusst in Richtung Boden. Hände und Füße schieben den Boden gleichmäßig weg. Finger und Zehen sind gefächert. Ihr Körper bildet die Form einer Pyramide. Das Körpergewicht ist gleichmäßig auf Hände und Zehenspitzen verteilt. ❶ Lassen Sie Ihre Hüfte gerade. Halten Sie die Übung für 5 Atemzüge.

Drishti Ihr Blick geht zu den Füßen, um die präzise Fußausrichtung zu verfolgen.

Modifikation Bei Atemproblemen bleiben Sie nicht länger als 4 Atemzüge in der Position. Anfangs können Sie die Knie beugen, Priorität hat der lange Rücken. Bei Schmerzen in den Handgelenken können Sie eine Faust machen.

Hilfsmittel Bei Schmerzen in den Handgelenken können Sie sich auch auf Yogablöcke stützen, da sich dadurch der Winkel verkürzt und weniger Gewicht auf die Handgelenke wirkt.

Variationen 1. Für den dreibeinigen herabschauenden Hund heben Sie bei der nächsten Einatmung das rechte gestreckte Bein so weit nach oben an, wie es Ihre Beweglichkeit erlaubt. ❷ Führen Sie die Übung auch zur anderen Seite aus.

2. Sie können auch bei gehobenem Bein die Hüfte öffnen und schließen. ❸ Dadurch fördern Sie die Geschmeidigkeit in der Hüfte und im unteren Rücken. Achten Sie darauf, dass die Schultern weiterhin parallel bleiben und das Gleichgewicht gleichmäßig auf beide Hände verteilt ist.

Wirkung Die Muskeln im unteren Rücken, in den Schultern, in den Armen, in den Beinrückseiten, im Gesäß und Nacken sowie der Brustmuskel werden gedehnt.

Hinweis Führen Sie die Übung bei Bluthochdruck nur kurz aus. Bei niedrigem Blutdruck stehen Sie langsam wieder auf.

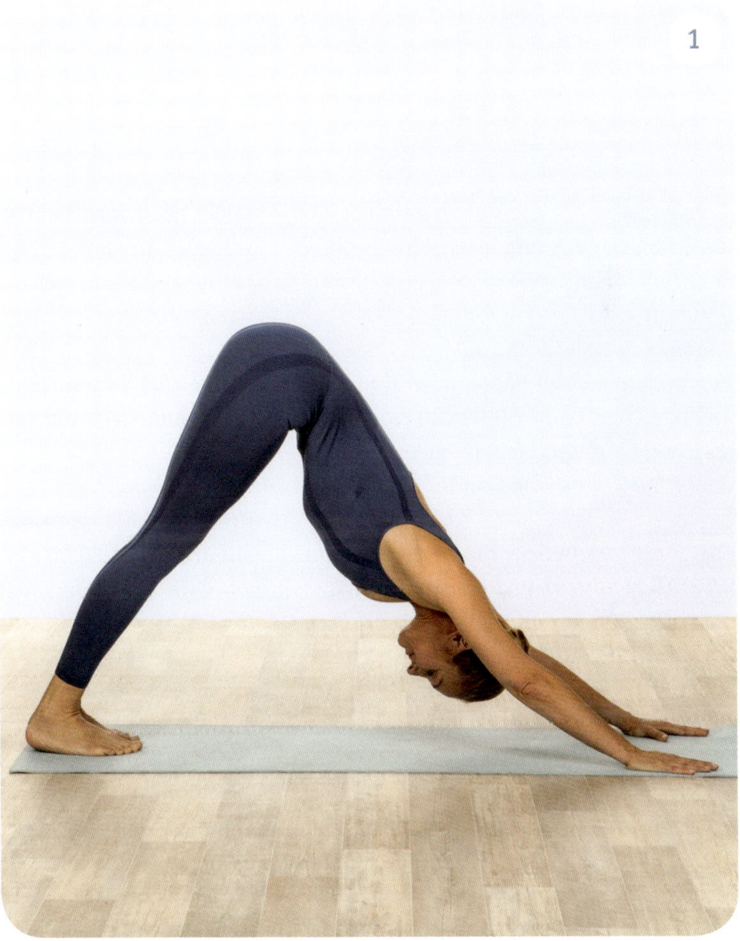

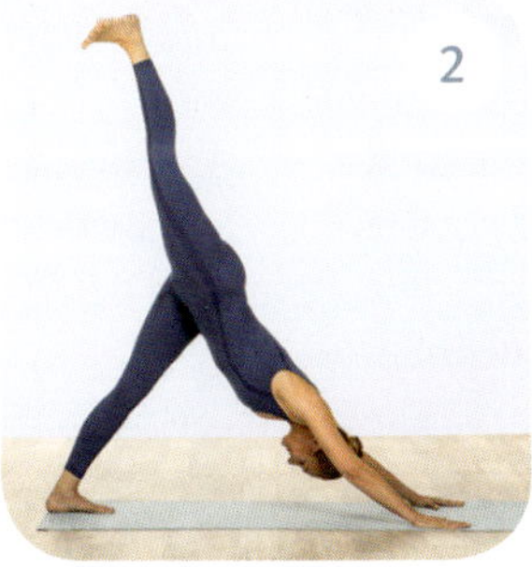

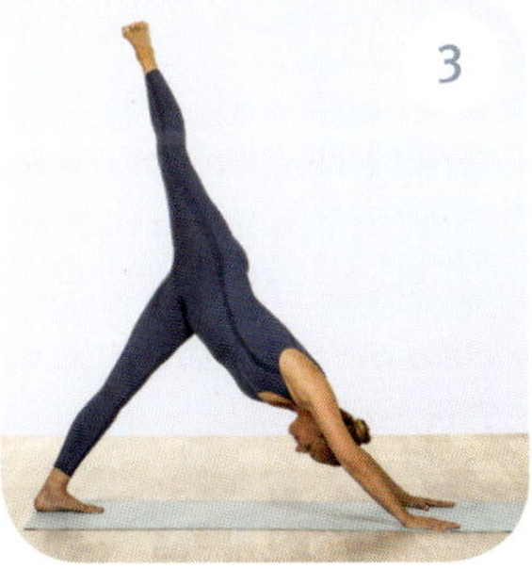

Tiefer Ausfallschritt

Anjaneyasana

Ausgangsstellung Sie stehen aufrecht. Sie machen sich groß und wachsen innerlich über sich hinaus.

Bandhas Die Füße sind aktiv, der Beckenboden und der Bauchnabel sind nach innen hochgezogen. Bilden Sie ein leichtes Doppelkinn und einen langen Hals. Geben Sie Kraft in die Hände.

Ausführung Heben Sie die Arme über die Seite nach oben an und klappen Sie in der Hüfte den Rumpf nach unten ab. Dabei setzen Sie die Hände rechts und links neben den Füßen am Boden ab. Beim Einatmen beugen Sie beide Beine, lassen den Rücken aber lang gestreckt.

Machen Sie einen großen Ausfallschritt mit dem rechten Bein nach hinten, bringen Sie das linke Knie über die Ferse. Heben Sie die hintere Ferse an, sodass sie direkt über dem Fußballen steht. Beugen Sie Ihr vorderes Bein bis zum rechten Winkel in der Kniekehle. Schieben Sie die linke Hüfte aktiv nach hinten, sodass beide Hüftknochen parallel zum Boden bleiben. ❶ Bei der Einatmung strecken Sie die Wirbelsäule lang, das Brustbein strebt nach vorn. Bei der Ausatmung schieben Sie das Steißbein in Richtung rechte Ferse und ziehen den Bauchnabel nach innen.

Bleiben Sie 5 Atemzüge lang in dieser Position und wechseln Sie anschließend die Beine.

Drishti Ihr Blick ist ruhig auf einen Punkt auf dem Boden oder geradeaus fixiert.

Modifikation Bei Knie oder Rückenschmerzen können Sie das hintere Bein etwas beugen und das Knie sanft ablegen. ❷

Variationen Wenn Sie sich sicher fühlen, können Sie die Arme entweder nach unten neben den Rumpf sinken lassen, die Handflächen vor dem Brustkorb in die Gebetshaltung nehmen ❸ oder lang über den Kopf strecken. Dabei zeigen die Daumen nach hinten. ❹

Wirkung Sie fördern mit dieser Übung die Beweglichkeit und Kraft in der Hüfte und dem Beckenboden.

1

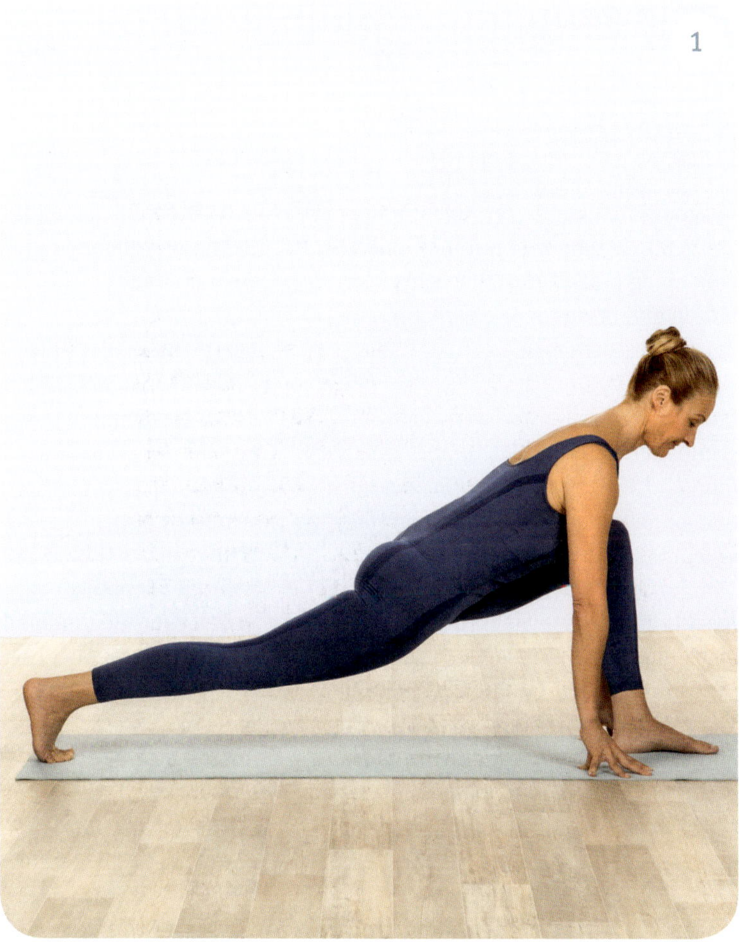

2

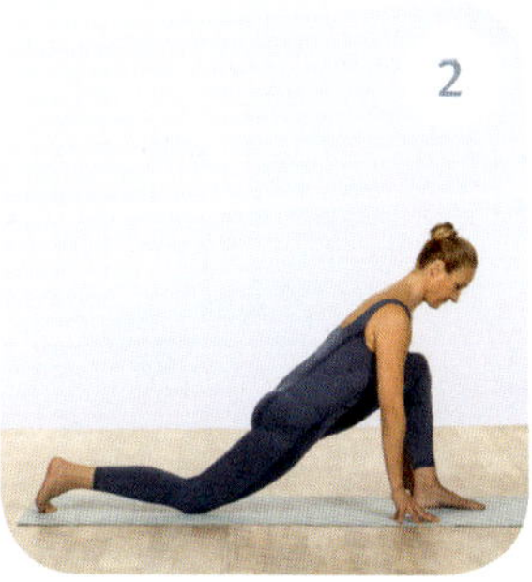

3

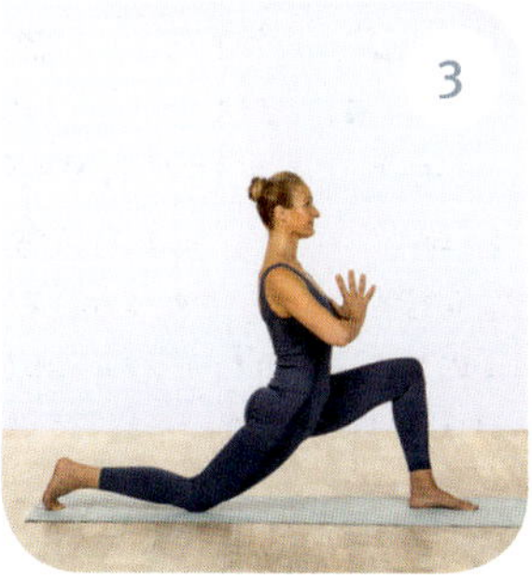

4

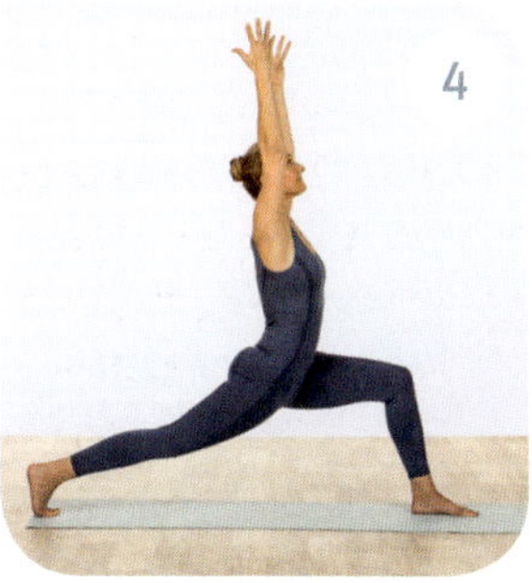

Tiefer gedrehter Ausfallschritt

Parivrtta Anjaneyasana

Ausgangsstellung Tiefer Ausfallschritt (Seite 80). Machen Sie mit dem linken Bein einen großen Ausfallschritt nach hinten und bringen Sie das rechte Knie über die rechte Ferse.

Bandhas Die Füße sind aktiv, der Beckenboden und der Bauchnabel sind nach innen hochgezogen. Bilden Sie ein leichtes Doppelkinn und einen langen Hals. Geben Sie Kraft in die Hände.

Ausführung Lassen Sie Ihre Atmung gleichmäßig fließen. Bei der nächsten Einatmung heben Sie Ihren rechten Arm an, rotieren Ihren Oberkörper nach rechts und folgen mit dem Blick Ihrem nach oben gestrecktem Arm. Bilden Sie eine Linie: Hand, Schultern, Hand. Die Finger der oberen Hand sind langgestreckt. ❶

Bleiben Sie 5 Atemzüge in dieser Position. Wechseln Sie anschließend Arme und Beine.

Drishti Ihr Blick folgt Ihrer oberen Hand. Bei Empfindlichkeit im Nacken blicken Sie zum Boden.

Modifikation Bei Knie- oder Rückenschmerzen können Sie das hintere Bein etwas beugen und das Knie sanft ablegen. ❷

Variation Sobald Sie sich im Ausfallschritt sicher fühlen, nehmen Sie den rechten Ellenbogen außen an das linke Knie. Legen Sie nun beide Handflächen in Gebetshaltung Anjali Mudra zusammen. Ihr Brustbein strebt in Richtung Daumen. ❸

Wirkung Sie fördern mit dieser Übung die Beweglichkeit und Kraft in der Hüfte und dem Beckenboden.

1

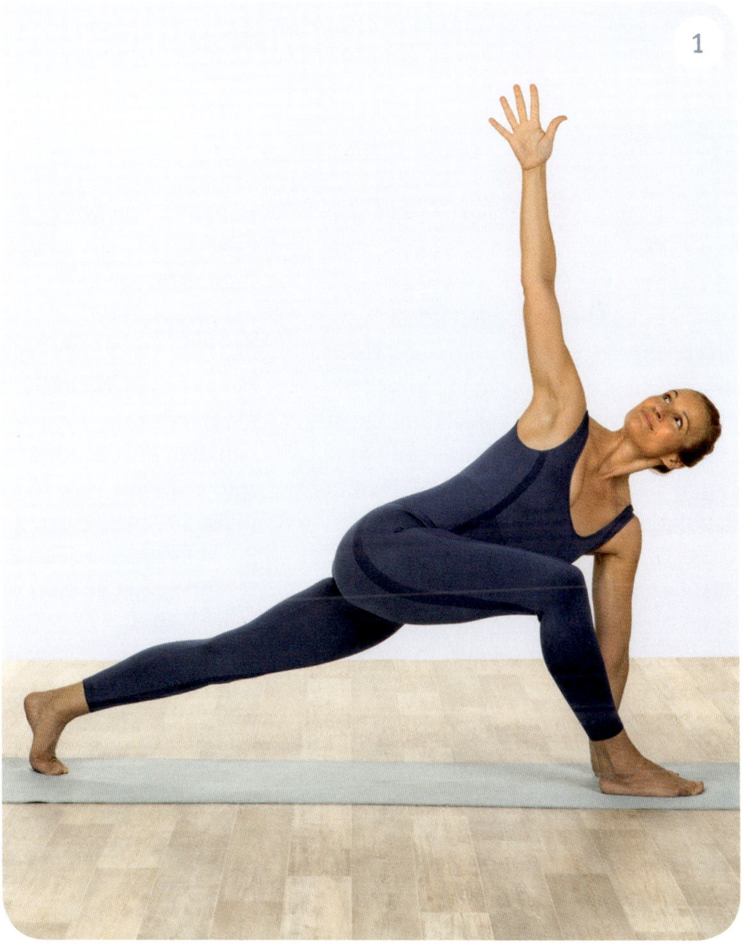

2

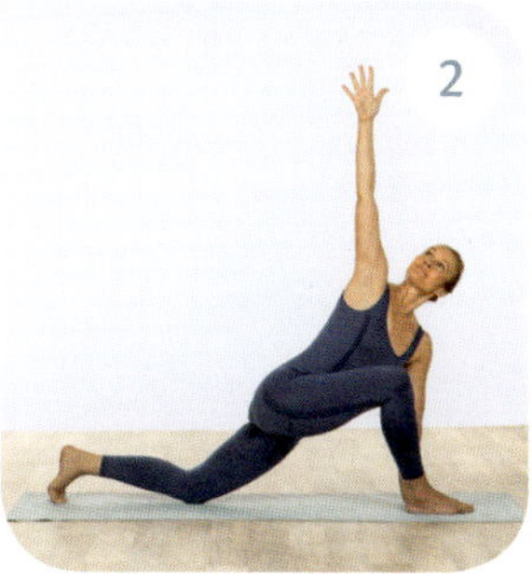

3

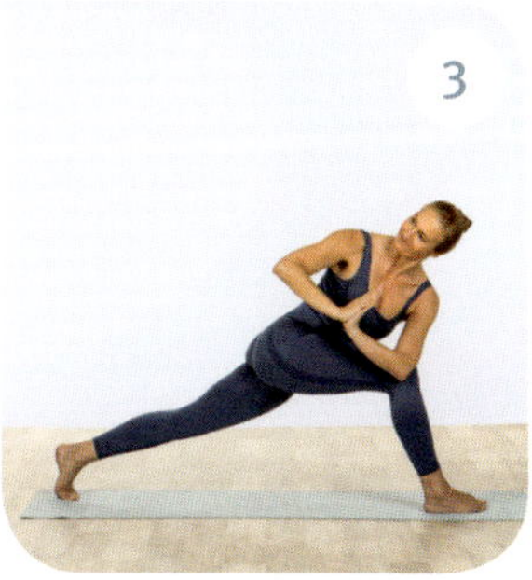

Heraufschauender Hund

Urdhva Muka Svanasana

Ausgangsstellung Sie begeben sich in die Bauchlage.

Bandhas Der Beckenboden ist nach innen hochgezogen (Mula Bandha), ebenso der Bauchnabel (Uddiyana Bandha). Machen Sie ein leichtes Doppelkinn und einen langen Hals (Jalandhara Bandha). Leiten Sie Kraft über die Hände (Hasta Bandha).

Ausführung In Bauchlage aktivieren Sie Ihren Beckenboden und die Bauchmuskeln. Schieben Sie aus der Kraft des Rückens und durch Strecken der Arme die Schultern und den Brustkorb hoch. Bilden Sie ein leichtes Doppelkinn und einen langen Hals. Heben Sie den Rumpf an, sodass nur noch Hände und Fußrücken den Boden berühren. Achten Sie bewusst auf die Streckung des gesamten Fußes und der Zehen. Üben Sie mit den Zehen Druck auf den Boden aus. ❶

Halten Sie die Übung für 5 Atemzüge.

Drishti Ihr Blick ist ruhig auf einen Punkt vor Ihnen oder über Ihnen fixiert.

Modifikation Kleine Kobra: Legen Sie die Hände in Höhe des Brustkorbs neben dem Körper auf den Boden, die Arme sind eng angewinkelt. Bei der Einatmung richten Sie den Rumpf mit einer Rückbeuge nach oben auf. Dabei sind die Schultern tief und der Blick nach vorn gerichtet. ❷

Wirkung Die Asana sorgt für Beweglichkeit und Kraft in den Fußgelenken. Außerdem werden der Bauchmuskel, der Brustmuskel, der Hüftbeuger sowie die Muskeln in Schultern, Nacken und vorderen Oberschenkeln gedehnt.

1

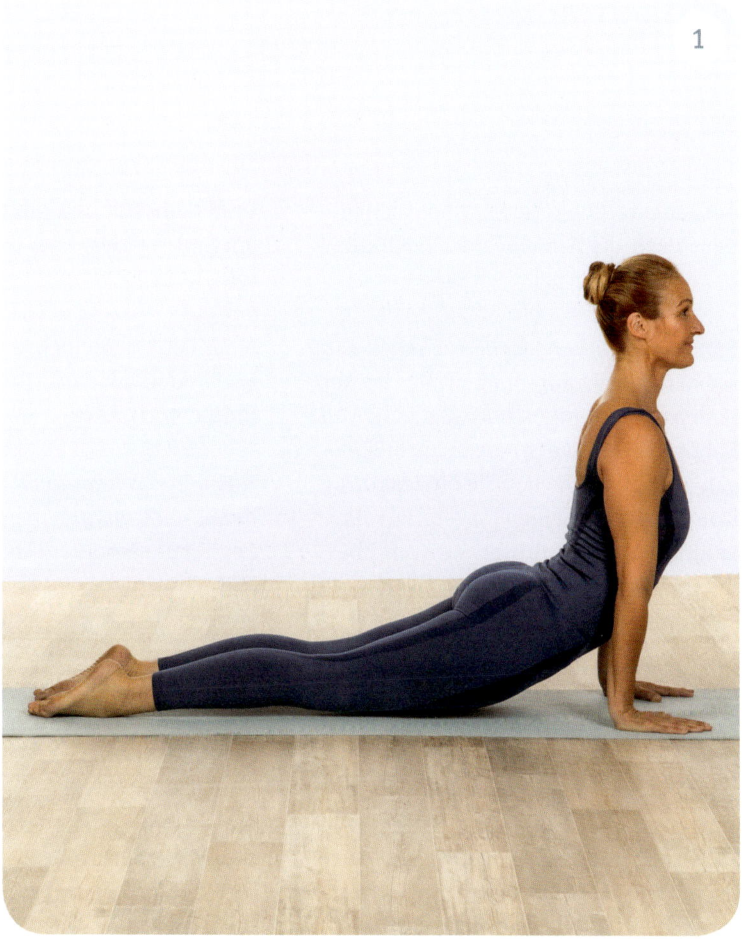

2

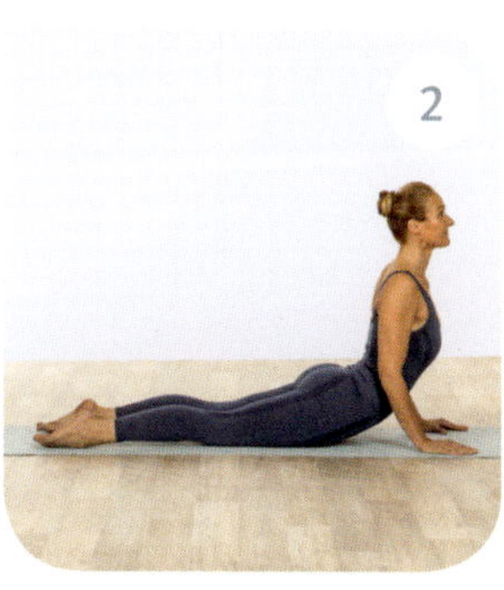

Heuschrecke

Shalabhasana

Ausgangsstellung Sie befinden sich in Bauchlage, die Arme liegen nach hinten parallel zum Körper.

Bandhas Strecken Sie die Fußzehen aktiv seesternförmig auseinander. Der Beckenboden ist nach innen hochgezogen (Mula Bandha), ebenso der Bauchnabel (Uddiyana Bandha). Machen Sie ein leichtes Doppelkinn und einen langen Hals (Jalandhara Bandha). Leiten Sie Kraft über die Hände (Hasta Bandha) durch den gesamten Körper.

Ausführung Mit der Einatmung heben Sie Ihre Arme und rotieren dabei die Schultern nach außen und oben, sodass die Daumen nach oben zeigen. Die Arme sind lang nach hinten gestreckt. Heben Sie nun sowohl den Oberkörper als auch den unteren Körperbereich vom Boden ab. Lediglich die Körpermitte (Hüftbereich) berührt noch die Matte. Öffnen Sie den Brustkorb und richten Sie den Blick nach vorn. ❶

Drishti Ihr Blick ist ruhig auf einen Punkt am Boden fixiert oder geradeaus gerichtet.

Modifikation Bleiben Sie mit der Stirn am Boden und heben Sie nur die Arme nach hinten hoch. ❷

Hilfsmittel Wenn Sie Schmerzen im Lendenbereich wahrnehmen, können Sie zu Beginn ein gerolltes Handtuch unter Ihre Hüfte positionieren. ❸ Diese Erhöhung können Sie mit der Zeit reduzieren.

Variation Zur Intensitätssteigerung können Sie die Arme lang über den Kopf strecken. ❹

Wirkung Sie aktivieren die Muskulatur der Körperrückseite, während die Körperfront an Länge gewinnt. Bauchmuskel, Brustmuskel, Hüftbeuger sowie die Muskeln in Schultern, Nacken und vorderen Oberschenkeln werden gedehnt.

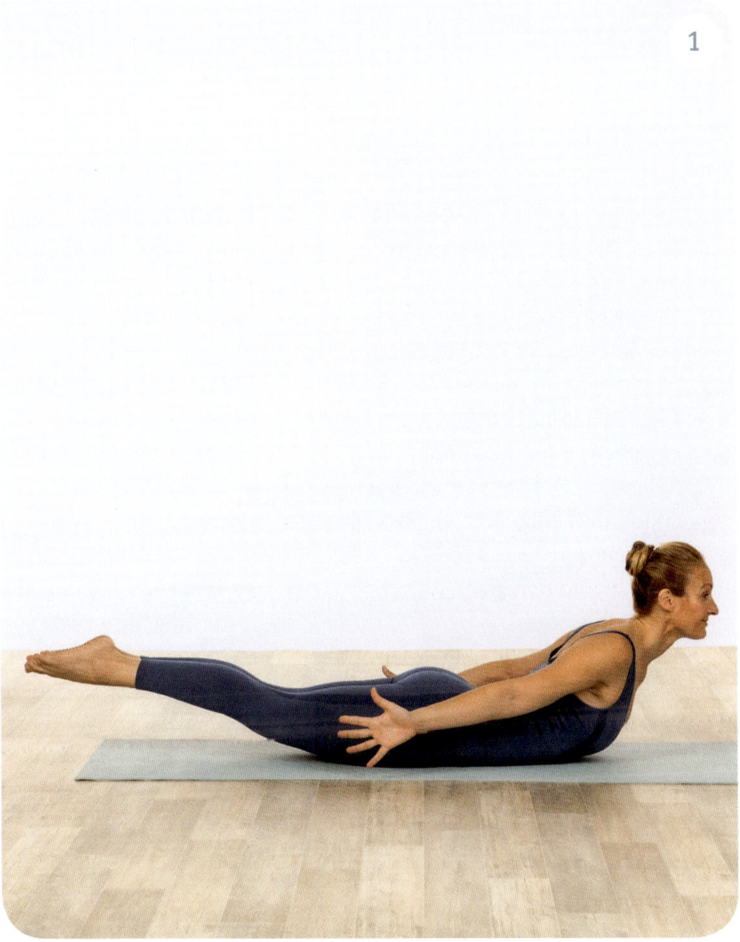
1

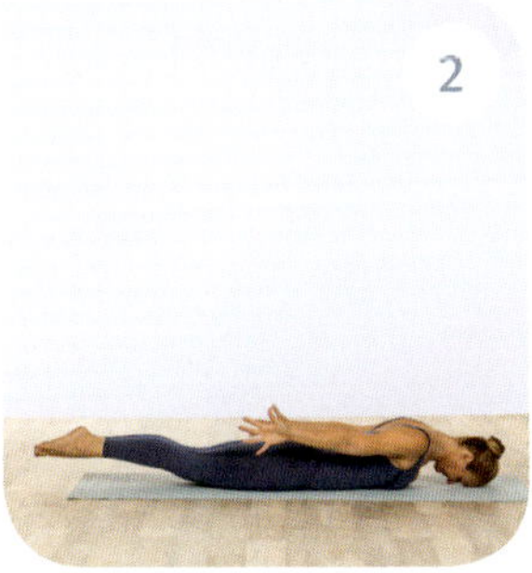
2

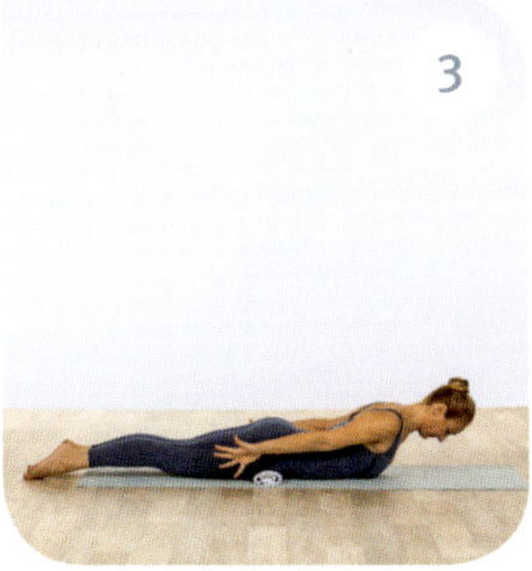
3

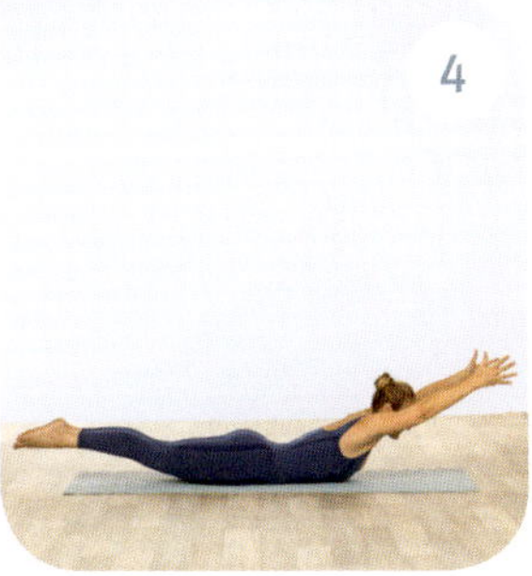
4

Bogen

Dhanurasana

Ausgangsstellung Sie befinden sich in Bauchlage. Die Arme liegen gestreckt parallel zum Körper.

Bandhas Strecken Sie die Fußzehen aktiv seesternförmig auseinander. Der Beckenboden ist nach innen hochgezogen (Mula Bandha), ebenso der Bauchnabel (Uddiyana Bandha). Machen Sie ein leichtes Doppelkinn und einen langen Hals (Jalandhara Bandha). Leiten Sie Kraft über die Hände (Hasta Bandha).

Ausführung Bei der nächsten Einatmung heben Sie Ihre Beine vom Boden ab und beugen diese, gleichzeitig heben Sie Ihre Arme und rotieren die Schultern nach außen, sodass Sie Ihre Fußspanne fassen können. Nun schieben Sie die Ferse von der Hüfte weg und dehnen Ihren Brustkorb. ❶

Drishti Ihr Blick ist ruhig auf den Boden, nach vorn oder nach oben gerichtet, je nachdem, wie es Ihr Nacken Ihnen erlaubt.

Modifikation Wenn Ihnen diese Position schwerfällt, fassen Sie nur einen Fuß. Zusätzlich können Sie die Ferse am Gesäß belassen. ❷

Hilfsmittel Wenn Sie Ihre Füße nicht greifen können, legen Sie einen Gurt oder ein Band um Ihre Füße und fassen es mit jeder Hand. Mit der Zeit können Sie diese Unterstützung weglassen. ❸

Variation Zu Beginn ist es eine Herausforderung, Ihre Füße von außen zu greifen. Wenn Sie ein wenig geübter sind, können Sie sie vielleicht sogar von innen greifen. ❹

Wirkung Sie aktivieren die Muskulatur der Körperrückseite, während die Körperfront an Länge gewinnt. Die Streckung in der Körperfront schenkt Ihrem unteren Rücken immer mehr Entspannung. Bauchmuskel, Armmuskeln, Brustmuskel, Hüftbeuger sowie die Muskeln in Schultern, Nacken und Oberschenkeln werden gedehnt.

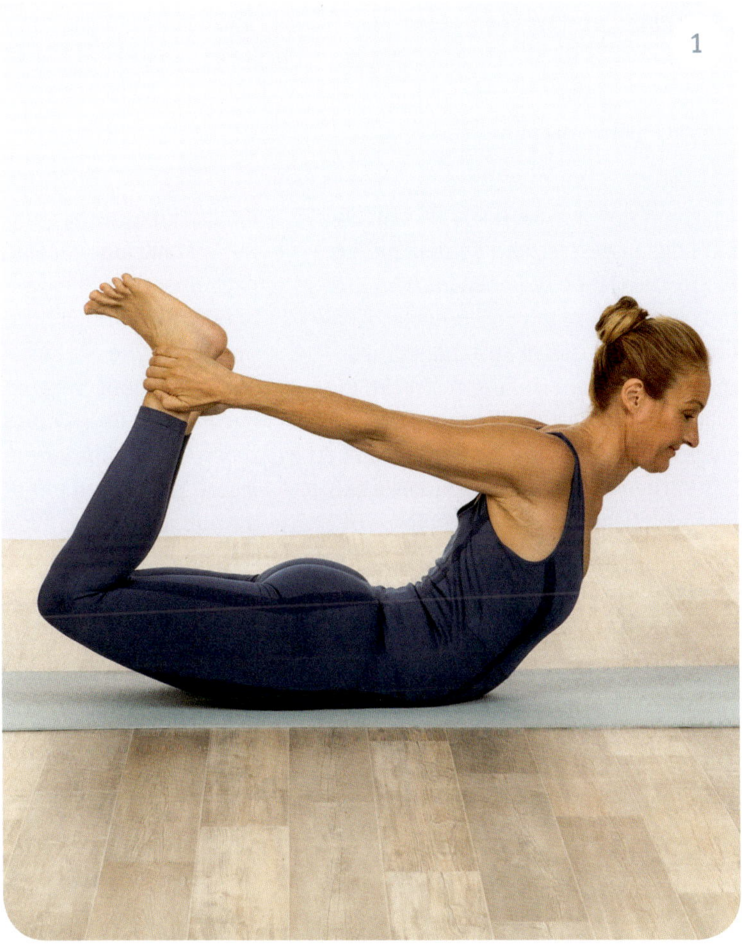

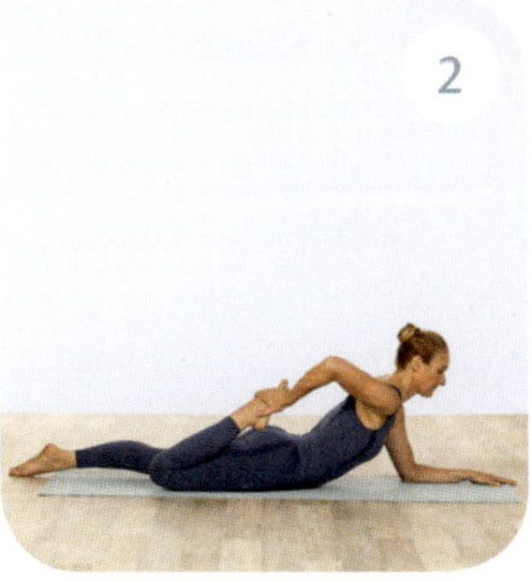

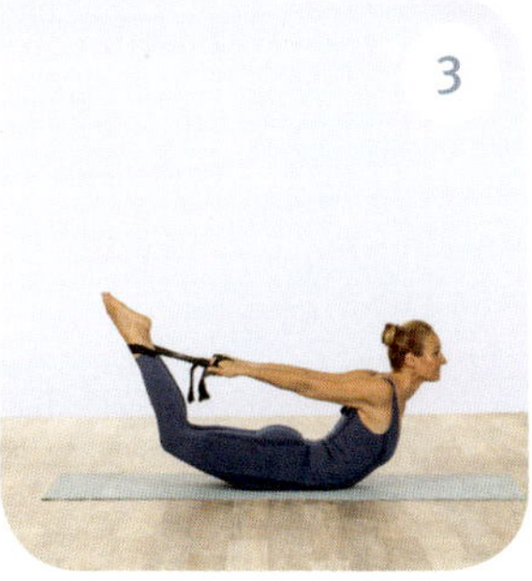

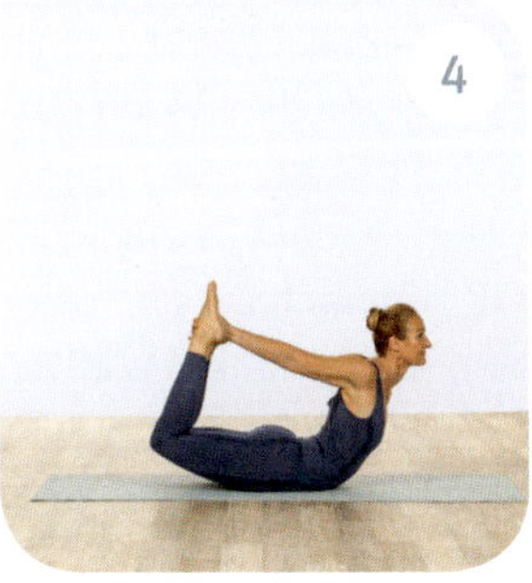

Heraufschauende Vorbeuge

Urdhva Mukha Paschimottanasana

Ausgangsstellung Stocksitz: Sie sitzen mit lang ausgestreckten Beinen auf Ihrer Matte. Die Hände schieben aktiv in Richtung Boden, der Fußrückenmuskel ist aktiviert und die Zehen auseinandergefächert. Der Rücken ist lang gestreckt, die Schulterblätter strahlen nach unten und die Schädeldecke strahlt zum Himmel. Das Körpergewicht ist gleichmäßig auf beide Sitzbeinhöcker verteilt. ❶

Bandhas Die Füße sind aktiv, der Beckenboden ist nach innen hochgezogen, ebenso der Bauchnabel. Machen Sie ein leichtes Doppelkinn und einen langen Hals. Leiten Sie Kraft über die Hände.

Ausführung Beugen Sie die Beine an und führen Sie dabei die Fersen Richtung Gesäß. Die Hände sind in Richtung Fußaußenkante an den Beinen vorbei gestreckt. Lehnen Sie sich nun mit aufrechtem Rücken leicht nach hinten, heben Sie dabei die Fersen an, während die Fußspitzen den Boden noch berühren.

Wenn Sie das Gleichgewicht auf dem Gesäß gefunden haben, heben Sie die Füße vom Boden ab und greifen mit Daumen, Zeige- und Mittelfinger den großen Zeh. Strecken Sie nun langsam die Beine gerade nach oben aus. ❷

Bei der Einatmung strecken Sie den Rumpf lang aus, der Herzraum strebt nach oben, der Blick geht zum Himmel. Bei der Ausatmung führen Sie Rumpf und Beine wie ein Klappmesser zueinander und beugen dabei die Ellenbogen nach außen. Das Körpergewicht ist zwischen Sitzbeinhöcker und Steißbein gelagert. Sie können mit den Händen auch die Fußaußenkanten fassen. ❸ Halten Sie die Übung für 5 Atemzüge.

Drishti Der Blick geht zu Beginn geradeaus zum Himmel, anschließend zu den Füßen oder zum Himmel.

Modifikation Umfassen Sie die Kniekehlen mit den Händen. ❹ Dadurch wird der Bauchmuskel entlastet, gleichzeitig kommt es zu einer erweiterten Dehnung im Schulter- und Nackenbereich.

Hilfsmittel Zur Entlastung im Rücken können Sie auf einem Yogakissen oder -block sitzen. Legen Sie die Füße auf einem Block oder Stuhl, wenn es Ihnen noch nicht gelingt, die Beine anzuheben.

Wirkung Sie aktivieren die Muskulatur der Körperrückseite.

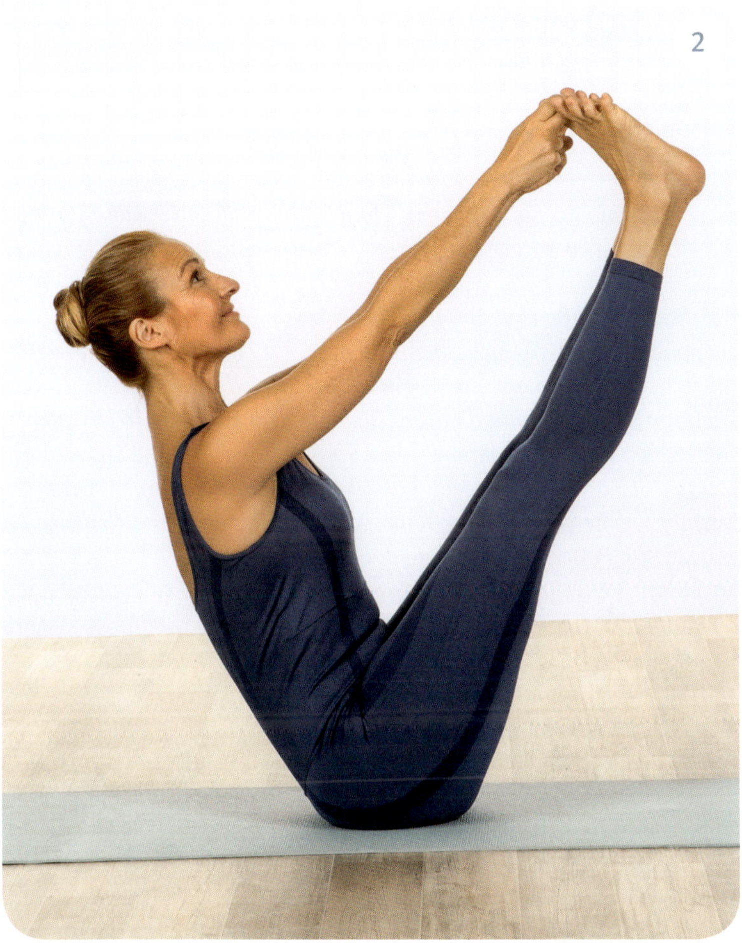

2

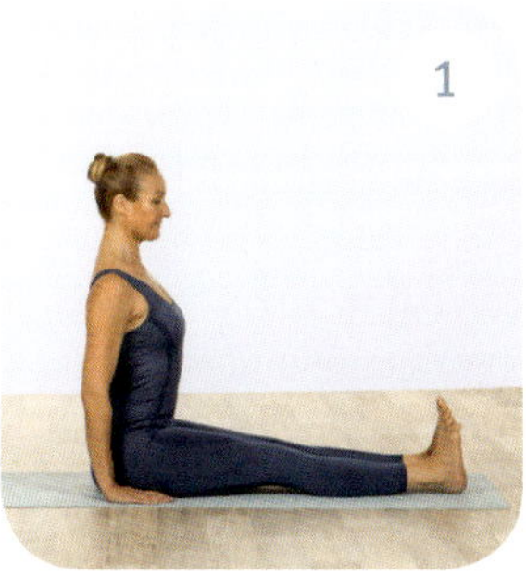

1

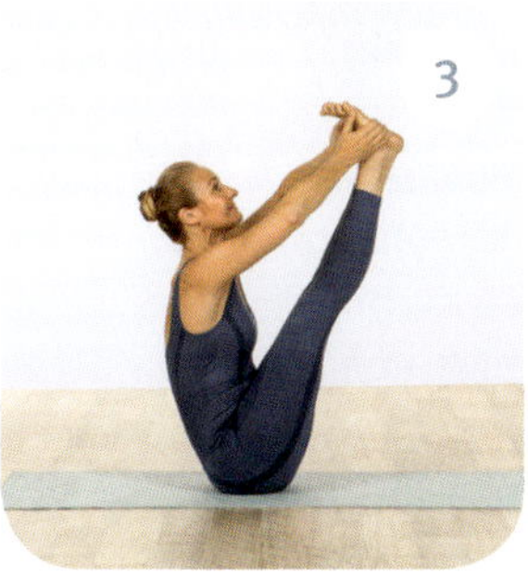

3

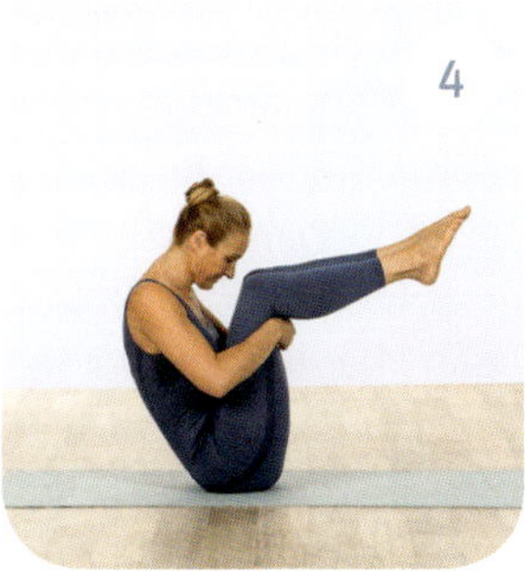

4

Schneidersitz

Sukhasana

Ausgangsstellung Sie befinden sich in der sitzenden Position.

Bandhas Die Füße sind aktiv, der Beckenboden und der Bauchnabel sind nach innen hochgezogen. Bilden Sie ein leichtes Doppelkinn und einen langen Hals. Geben Sie Kraft in die Hände.

Ausführung Beugen Sie Ihre Beine, setzen Sie Ihre Füße dabei auf dem Boden ab. Lassen Sie nun Ihre Knie nach außen fallen und führen Sie Ihre rechte Ferse in Richtung linkem Sitzbeinhöcker. Die linke Fußsohle wird am rechten Schienbein angelegt. Die linke Ferse befindet sich am Ansatz des rechten Fußrückens, während die Zehen in Richtung des rechten Knies zeigen. ❶

Nehmen Sie beide Sitzbeinhöcker am Boden wahr, während Sie bei der Einatmung Ihren Rumpf immer mehr aufrichten. Bei der Ausatmung schieben Sie Ihr Steißbein bewusst in Richtung Boden. Legen Sie Ihre Hände auf den Knien oder im Schoß ab. Der Brustkorb ist weit geöffnet, die Schulterblattspitzen strahlen nach unten. Der Kopf strahlt in Verlängerung der Wirbelsäule nach oben. Dabei machen Sie ein leichtes Doppelkinn, während Ihr Hinterkopf nach oben zieht.

Halten Sie diese Übung für 5 Atemzüge und wechseln Sie dann die Beinseite, um die Übung erneut 5 Atemzüge zu halten.

Zu Beginn ist es eine Herausforderung, im Schneidersitz zu verweilen. Im Laufe der Zeit wird es durch häufige Übung leichter und Sie werden das Bedürfnis entwickeln, in dieser Haltung kleine Variationen, zum Beispiel Vorbeugen und Seitneigungen sowie Rotationen in der Wirbelsäule einzubauen. Hierdurch lösen sich Bewegungseinschränkungen in der Hüfte und im unteren Rücken auf.

Drishti Ihr Blick ist entweder auf den Boden oder nach vorn gerichtet.

Hilfsmittel Sie können auf einem Yogakissen sitzen.

Variation Sie können nur ein Bein beugen, während das andere Bein seitlich ausgestreckt wird. ❷ Wechseln Sie auch hier anschließend das Bein. Achten Sie dabei immer auf eine gerade Haltung.

Wirkung Die Asana aktiviert die Muskulatur der Körperrückseite und der untere Rücken wird gedehnt.

1

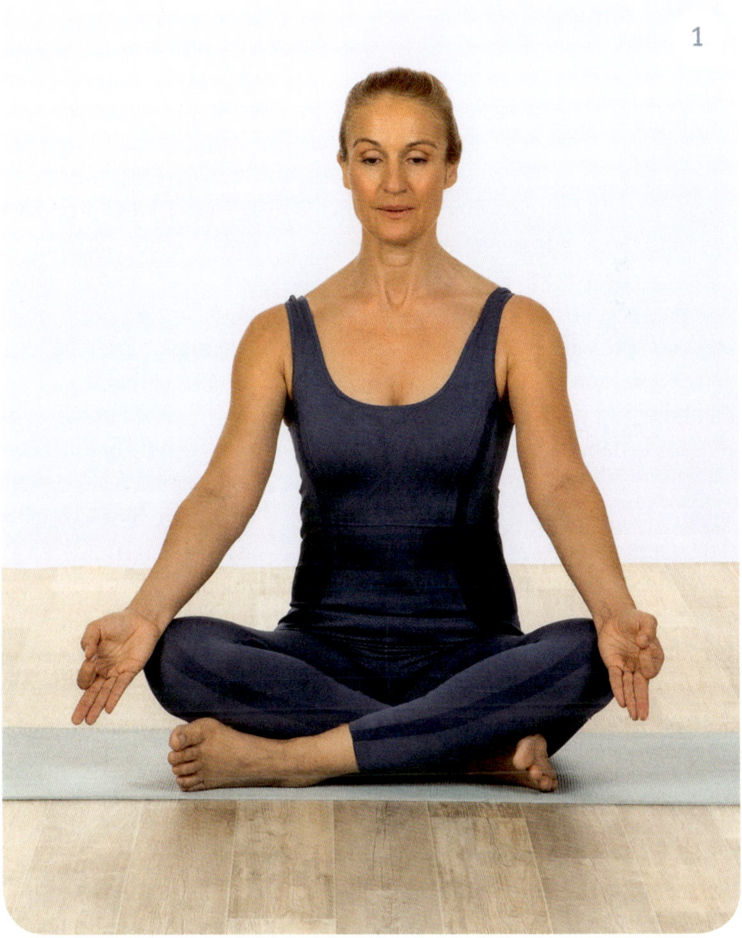

2

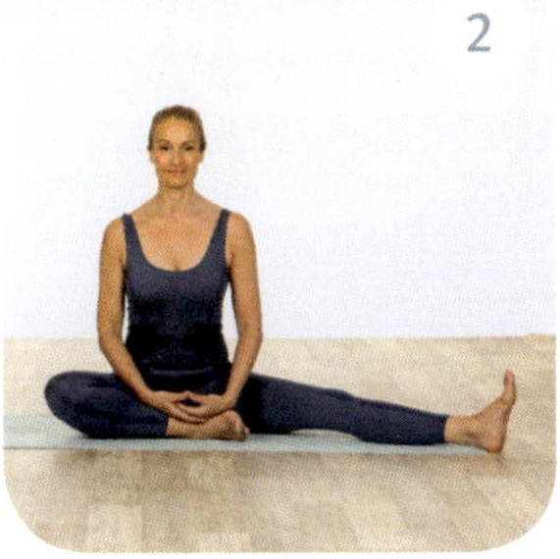

Brett Reverse

Purvottanasana

Ausgangsstellung Sie befinden sich im Stocksitz (Seite 90), die Beine sind lang nach vorn gestreckt.

Bandhas Die Fußzehen sind gestreckt und zeigen Richtung Himmel, der Beckenboden ist nach innen hochgezogen (Mula Bandha), ebenso der Bauchnabel (Uddiyana Bandha). Machen Sie ein leichtes Doppelkinn und einen langen Hals (Jalandhara Bandha). Leiten Sie Kraft über die Hände (Hasta Bandha).

Ausführung Ihr Gesäß und die Körperrückseite sind angespannt. Die Hände ruhen neben der Hüfte auf dem Boden, die Fingerspitzen zeigen nach vorn. Bei der nächsten Ausatmung schieben Sie die Hüfte nach oben, bis Sie mit Füßen, Schultern und Kopf eine Linie bildet. ❶ Die Fußsohlen streben zum Boden. Achten Sie dabei darauf, dass Ihr Steißbein in Richtung Ferse strahlt, um noch mehr Raum im unteren Rücken zu erlangen.

Halten Sie die Übung für 5 Atemzüge.

Drishti Der Blick ist zum Himmel gerichtet.

Modifikation Sie können die Hände zu Beginn zur Faust ballen, wenn das Handgelenk schmerzt.

Hilfsmittel Zur Entlastung der Handgelenke können Sie sich mit den Händen auf einem Block abstützen, damit erzeugen Sie einen anderen Winkel im Handgelenk. ❷

Variation Beugen Sie Ihre Beine im rechten Winkel und setzen Sie Ihre Füße hüftschmal am Boden ab. Heben Sie nun Ihr Gesäß bis auf Kniehöhe an, dadurch sind Knie, Hüfte und Schultern auf einer Linie. ❸

Wirkung Durch die Streckung des Hüftbeugers und der Körperfront wird die Körperrückseite entlastet. Bauchmuskel, Brustmuskel, Hüftbeuger, Schultern, Nacken und vordere Oberschenkel werden gedehnt.

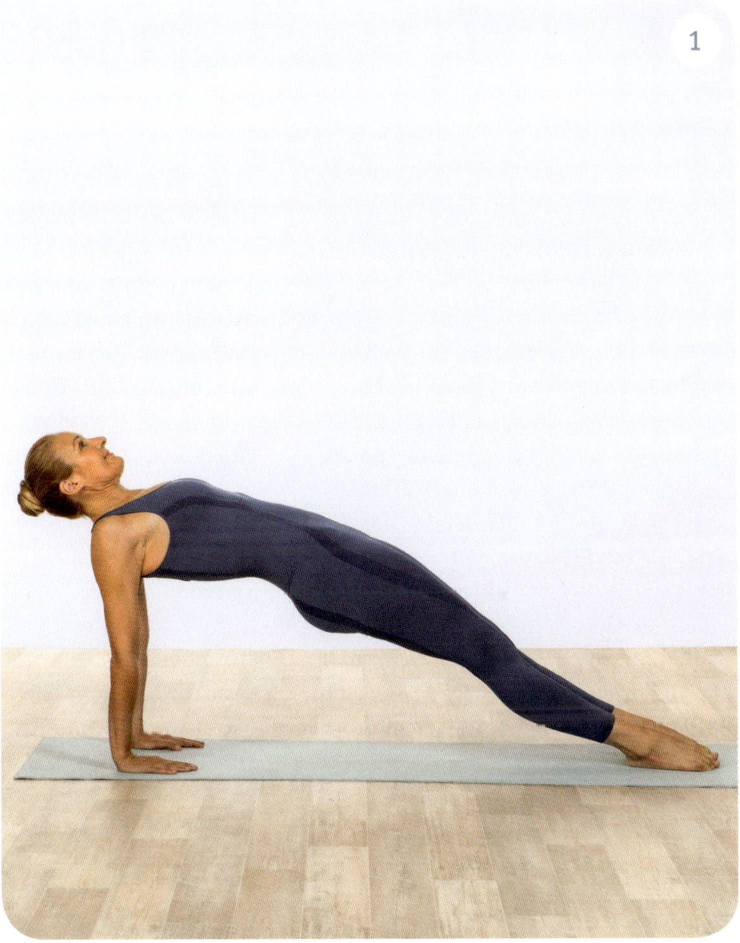

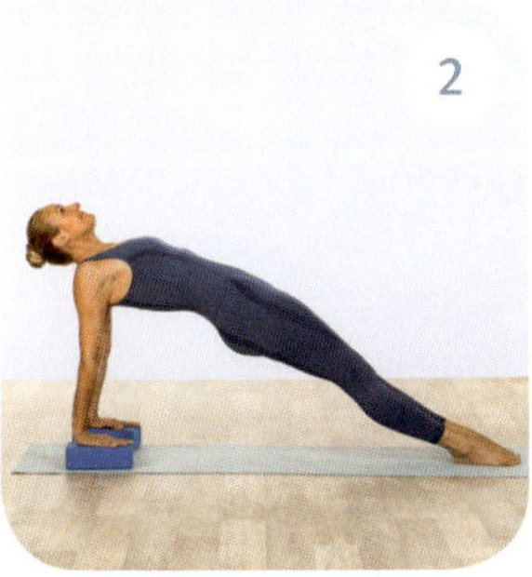

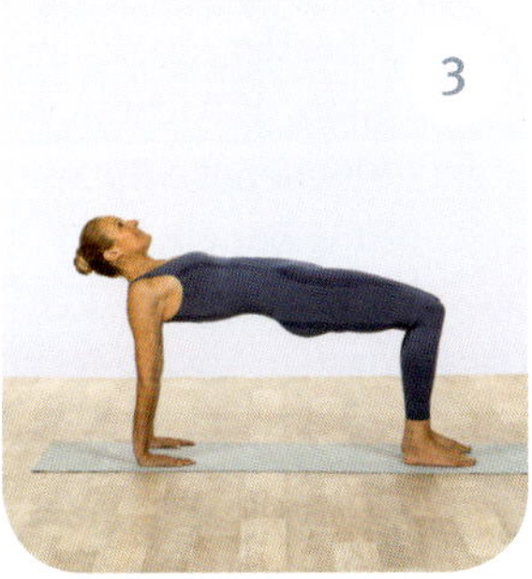

Gebundener Winkel

Baddha Konasana

Ausgangsstellung Sie befinden sich im Schneidersitz (Seite 92). Die Wirbelsäule ist aufgerichtet.

Bandhas Der Beckenboden ist nach innen hochgezogen (Mula Bandha), ebenso der Bauchnabel (Uddiyana Bandha). Machen Sie ein leichtes Doppelkinn und einen langen Hals (Jalandhara Bandha). Leiten Sie Kraft über die Hände (Hasta Bandha), indem Sie die Handflächen in den Boden schieben.

Ausführung Bei der Einatmung ziehen Sie den Rücken in die Länge, bei der Ausatmung senken Sie Ihr Kinn in Richtung Brustbein. Bringen Sie Ihre Fußsohlen zueinander und umfassen Sie diese mit den Händen. ❶

Bleiben Sie 5 Atemzüge lang in dieser Position. Nehmen Sie beide Sitzbeinhöcker gleichmäßig am Boden wahr, während Sie bei der Einatmung Ihren Rumpf immer mehr aufrichten. Bei der Ausatmung schieben Sie Ihr Steißbein bewusst in Richtung Boden. Der Kopf strahlt nach oben in Verlängerung der Wirbelsäule. Dabei machen Sie ein leichtes Doppelkinn, während Ihr Hinterkopf nach oben zieht.

Drishti Der Blick bleibt immer geradeaus.

Modifikationen und Hilfsmittel Sie können sich an eine Wand anlehnen, um die Haltung im Rücken zu Beginn zu unterstützen. Zur Entlastung Ihres Rückens können Sie sich auf ein Yogakissen oder einen Block setzen. Sie können auch einen Block, ein Kissen oder Faszientools unter den Knien positionieren. ❷

Variation Um die Außenrotation der Hüfte zu erweitern, greifen Sie mit den Daumen die Fußzehballen. Drehen Sie dann die Füße mit den Fußsohlen nach oben, indem Sie die Fußaußenkanten zueinander bringen. ❸ Diese Übung wirkt wie das Aufschlagen eines Buchs.

Wirkung Durch diese Haltung entstehen mehr Raum und Beweglichkeit im Becken. Spannungen und Einengungen in der Halswirbelsäule und der Hüfte lösen sich auf. Die Muskeln im oberen Rücken, den inneren Oberschenkeln, der hinteren Schulter und im Nacken werden gedehnt. Die Asana wirkt gegen Migräne, Kopfschmerzen, Kalkschulter, Tennisarm und Bandscheibenvorfall.

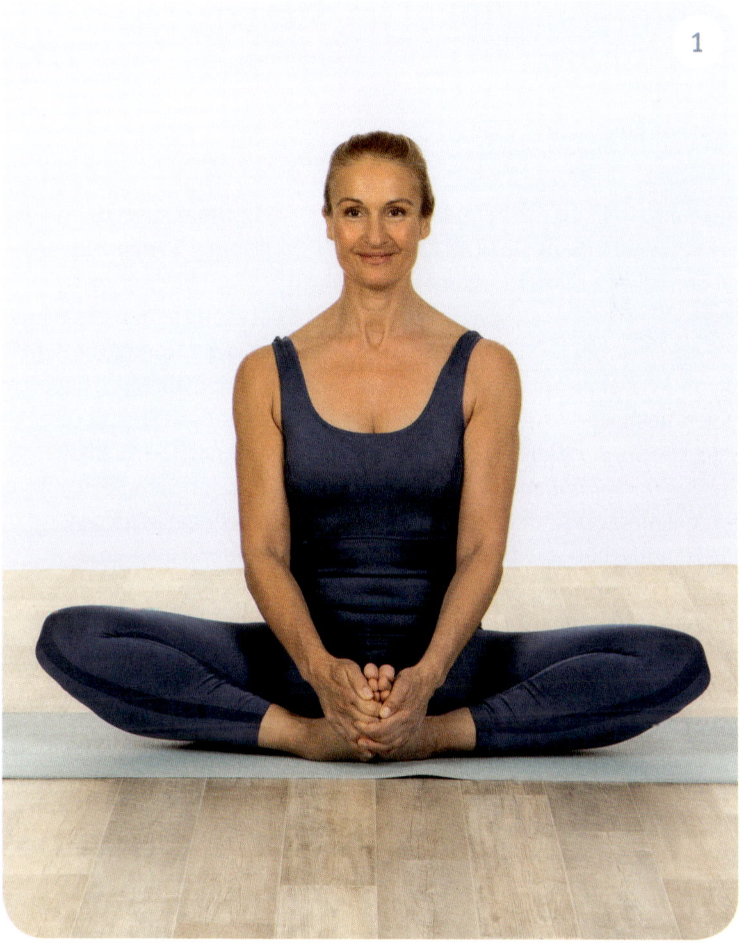
1

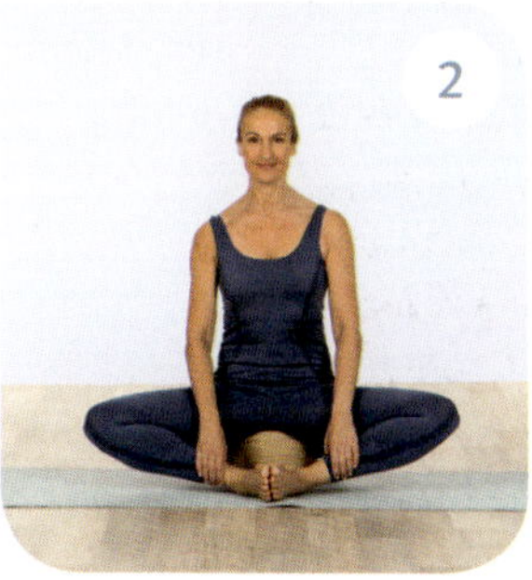
2

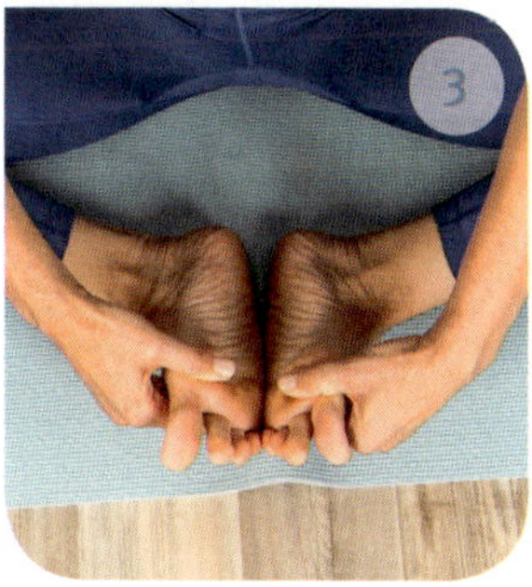
3

Geöffneter Winkel im Sitzen

Upavista Konosana

Ausgangsstellung Sie befinden sich im Schneidersitz (Seite 92). Die Knie sind zu den kurzen Mattenrändern ausgerichtet.

Bandhas Ziehen Sie den Bauchnabel nach innen hoch, bilden Sie ein Doppelkinn, strecken Sie den Hals lang und spannen Sie den Beckenboden nur sanft an. In der Endposition verbinden Sie mit aller Kraft die Handflächen mit dem Boden.

Ausführung Öffnen Sie die ausgestreckten Beine so weit, wie es für Sie angenehm ist. Nehmen Sie beide Sitzbeinhöcker gleichmäßig am Boden wahr, während Sie bei der Einatmung Ihren Rumpf immer mehr aufrichten. Bei der Ausatmung schieben Sie Ihr Steißbein bewusst in Richtung Boden. Der Kopf strahlt nach oben in Verlängerung der Wirbelsäule, dabei machen Sie ein leichtes Doppelkinn, während Ihr Hinterkopf nach oben zieht. Fußzehen und Knie strahlen nach oben, dadurch ist die Hüfte optimal ausgerichtet. Halten Sie diese Übung 5 Atemzüge lang.

Legen Sie nun die Hände bei gleichmäßiger Atmung vor dem Schoß auf dem Boden ab. Mit langgestrecktem Rücken wandern Sie mit den Händen immer weiter nach vorn, bis Sie die Ellenbogen unter den Schultern ablegen können. ❶ Bleiben Sie für 5 Atemzüge mit parallelen Unterarmen unter Ihrem Gesicht.

Modifikation Sie können die Intensität steigern, indem Sie mit den Händen bis zu den Füßen nach außen weiterwandern, während die Schultern sich dem Boden nähern. ❷ Zur Entlastung im Rücken können gerne die Beine gebeugt lassen. ❸

Wirkung Sie spüren die Dehnung in der Hüfte und in den inneren Oberschenkeln. Zusätzlich werden die Muskeln im unteren Rücken und in den Schultern gedehnt.

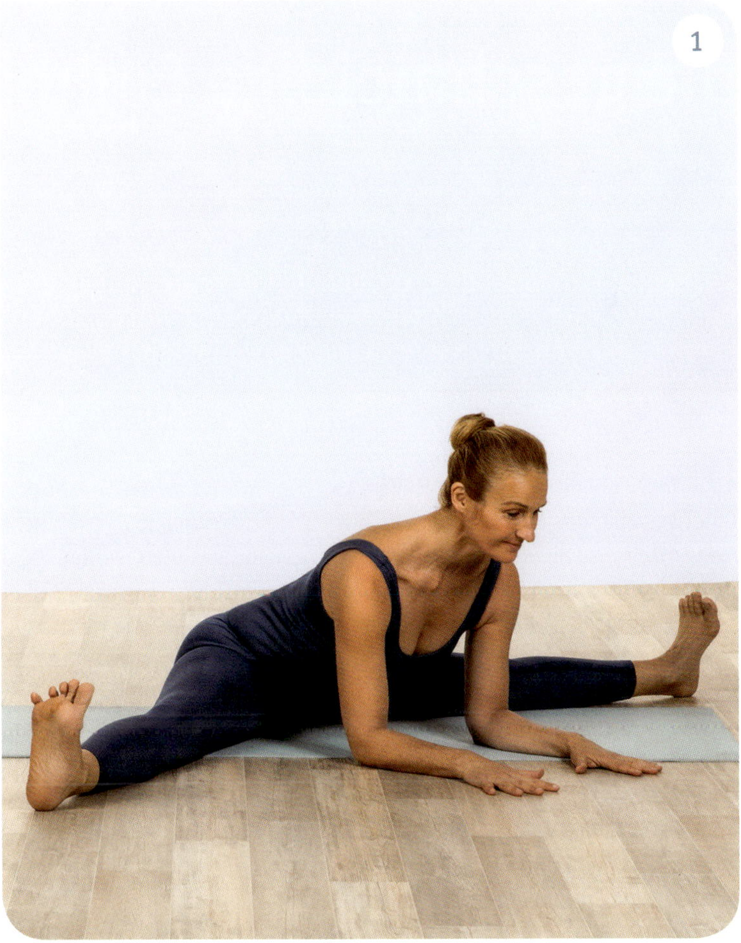
1

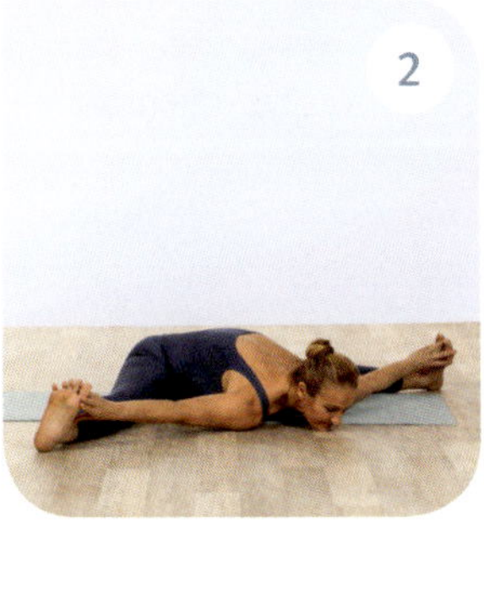
2

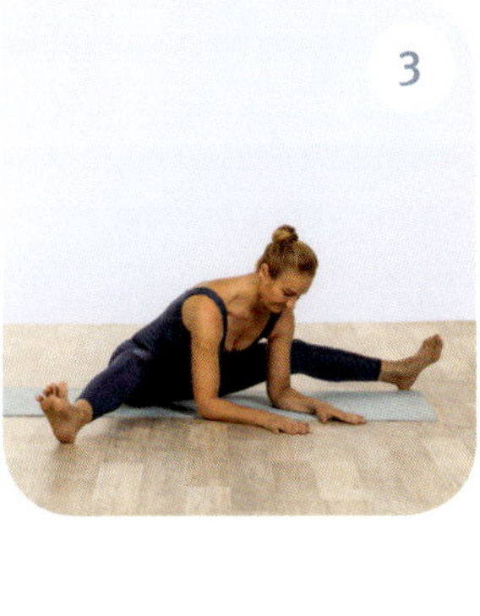
3

Die geschmeidige Einheit

Unsere Faszien umhüllen, verbinden und vernetzen unseren gesamten Körper. Damit wir schmerzfrei und positiv durchs Leben gehen können, müssen wir unsere Faszien geschmeidig halten.

Die Faszien sind eine dünne Hülle aus Bindegewebe, das unsere Muskeln, die Nervenfasern sowie die Organe, Knochen und Blutgefäße festhält. Diese Gewebeschicht besteht aus mehreren Schichten, die durch eine Flüssigkeit, die Hyaluronsäure, getrennt wird. Die Faszien dehnen sich bei jeder Bewegung aus und spannen sich bei Überlastung an. Normalerweise ist diese fasziale Hülle geschmeidig, gummiartig, elastisch und glatt. Überlastung kann jedoch dazu führen, dass sie regelrecht klebrig wird, verfilzt und immer mehr austrocknet. Dadurch entstehen Bewegungseinschränkungen, wir spüren schmerzhafte Verspannungen oder kleine Knoten.

Das Fasziengewebe steht in enger Verbindung mit unserem Nervensystem. So spannt es sich an, wenn wir im Stress sind oder wenn unser Immunsystem überlastet ist. Sehr deutlich erkennen wir dies an den Gliederschmerzen, die zum Beispiel bei Erkältungen auftreten.

Wir können eine Menge dazu beitragen, dass unsere Faszien geschmeidig bleiben oder wieder werden. Wichtig dafür sind ein gesunder Lebensstil, Zeit für Entspannung und ausreichende Flüssigkeitszufuhr. Regelmäßige, große und weitgreifende Bewegungen führen dazu, dass die Anspannung nachlässt und die Geschmeidigkeit zurückkehrt. Ganz besonders hilfreich ist die Wärme, die durch Bewegung erzeugt wird.

Die Yogapraxis in Verbindung mit Akupressur bringt viele Vorteile für die Gesunderhaltung der Faszien mit sich. Sie werden regelrecht spüren, wie es immer leichter wird, sich zu bewegen, und wie die Schmerzen nachlassen.

Die thorakolumbale Faszie

Wenn man es mit Rückenschmerzen zu tun hat, denkt man im ersten Moment natürlich nicht an die Faszien. Häufig ist aber die thorakolumbale Faszie involviert, eine

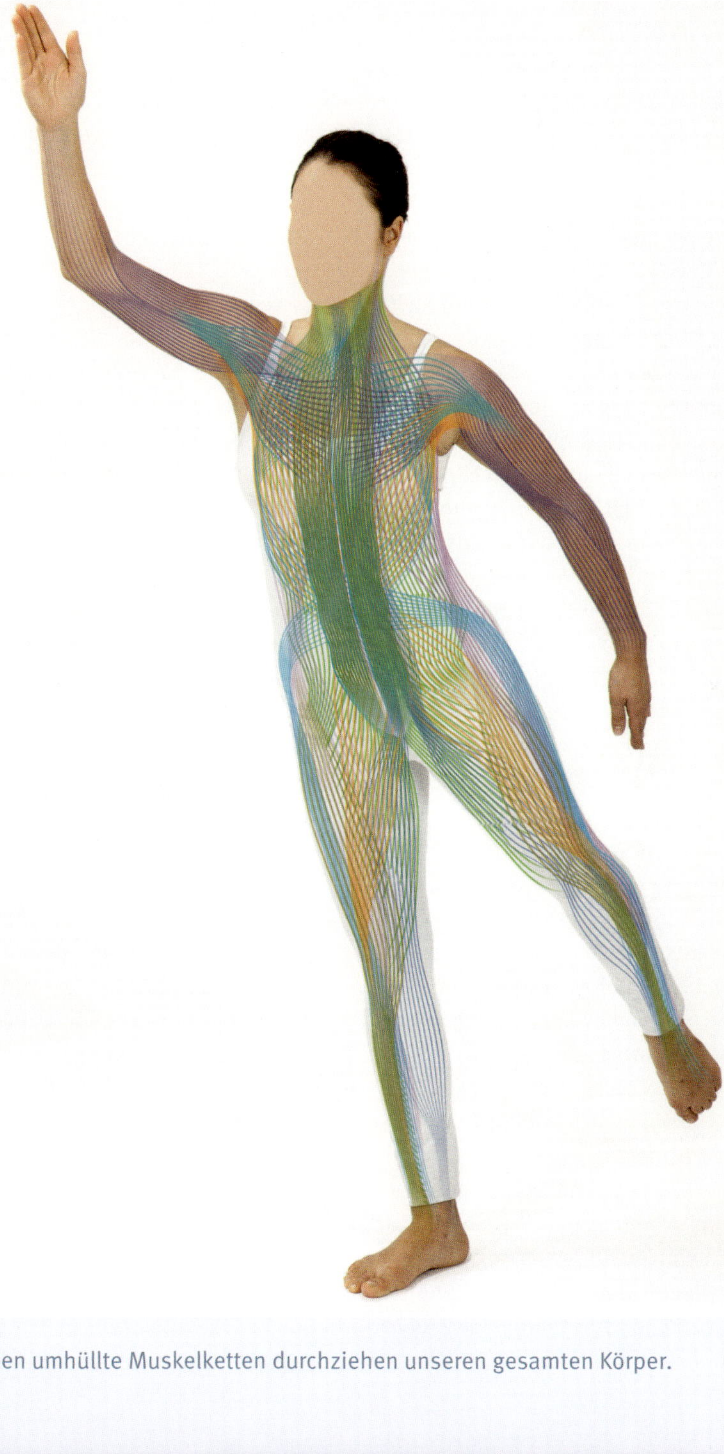

Aus Römpke, P. Yoga für gesunde Füße. Stuttgart: TRIAS; 2019; nach Adler K, Fengler A. Gesunde Faszien. Ihr Trainingsprogramm. Stuttgart: TRIAS; 2016

Von Faszien umhüllte Muskelketten durchziehen unseren gesamten Körper.

sehr robuste harte Membran, die aus drei Schichten besteht. Dieses Gewebe verbindet die Schulter mit der gegenüberliegenden Hüfte und durchquert den unteren Rückenbereich. Sie ist für die Koordination unserer Bewegung zuständig und dient als Befestigungsstelle der Verbindung für mehrere Muskeln und Gelenke des unteren Rückens. Starker Stress sowie eine falsche Körperhaltung können zu Herausforderungen in dieser Körperpartie führen. Besonders Menschen, die den ganzen Tag einer sitzenden Tätigkeit nachgehen, können genau diese Faszie durch einseitige Belastung schädigen. Als Ausgleich sollten Sie immer wieder kleine Bewegungssequenzen in Ihren Alltag einbauen, zum Beispiel ein paar Vorbeugen und Rückbeugen, ein paar Rotationen und Seitneigungen, das dauert nicht lange und wirkt unmittelbar.

Wie kommt es zu Dysbalancen?

Die Rückenschmerzen, die in diesem Fasziengewebe entstehen, können durch Narbengewebe und Verwachsungen begleitet werden. Dadurch wird die Bewegungsfreiheit zusätzlich eingeschränkt und man gewöhnt sich regelrecht an diese Bewegungseinschränkung. Dabei entwickelt man kleine Mechanismen und Strategien, die wieder zu neuen Bewegungseinschränkungen führen. Wenn der Körper sein Bewegungspotenzial nicht komplett in Anspruch nimmt, entsteht ein Ungleichgewicht, eine Dysbalance.

Hierzu ein Beispiel: Ich hatte jahrelang ein ausgeprägtes Hohlkreuz. Rückbeugen waren als Kind keine große Herausforderung für mich, und ich wurde immer wieder darauf angesprochen, dass ich eine so tolle aufrechte Haltung hatte. Aber die Gegenbewegung, nämlich einen Rundrücken, konnte ich nur unter Schmerzen durchführen. Also habe ich ungern in die Vorbeuge gewechselt. Dadurch versteifte sich meine gesamte rückwärtige Faszienkette, was dazu führte, dass ich zwar grundsätzlich eine Vorbeuge durchführen konnte, jedoch nur mit langgestrecktem Rücken. Wenn ich meine Stirn in Richtung Schienbein führen wollte, haben sich die Faszien der rückwärtigen Linie dagegen gewehrt. Zur Herausforderung im unteren Rücken kamen Probleme im oberen Rücken und in der Halswirbelsäule. Viele Jahre später wurde dann ein Bandscheibenvorfall in der Halswirbelsäule diagnostiziert. Was nun als Erstes da war, kann ich nicht mehr sagen, vielleicht die Herausforderung in der Brustwirbelsäule durch meine Atemwegserkrankung. Diese könnte zur einseitigen Belastung im Oberkörper geführt haben, wodurch ich möglicherweise den Oberkörper etwas weiter nach vorn geneigt habe, was zu einer Verkürzung am Hüftbeuger führen konnte. Aus der Verkürzung im Hüftbeuger entstand das Hohlkreuz. Sie sehen an dem Beispiel, dass kleine Ursachen eine Kettenreaktion auslösen können.

Solche Erkenntnisse sind unglaublich hilfreich, um Stück für Stück im eigenen Körper aufzuräumen und sich neu zu programmieren. Hinter jeder Bewegungseinschränkung und Neuprogrammierung konnte ich alte verkrustete angsterfüllte Denkmuster erkennen und auflösen.

Faszien – die Verbindung zwischen Körper, Geist und Seele

Die Faszien sind Teil unseres Körpers, da sie mit den Muskeln und Knochen vereint sind und diese umhüllen. Die Muskeln, die scheinbar weit voneinander entfernt sind, sind durch die Faszien miteinander verknüpft. Die Faszien stehen aber auch mit unserem Nervensystem und damit mit unserem Geist in Verbindung. Sie reagieren auf seelische Impulse und spannen sich an. Wir sehen, dass die Muskeln mit ihren Faszien ein großes funktionelles Netzwerk bilden, das den gesamten Körper umspannt und auf verschiedenen Ebenen umhüllt.

Einbeinige Taube

Eka Pada Rajakapotasana

Ausgangsstellung Sie sitzen im Schneidersitz (Seite 92), die Knie zeigen jeweils zu den langen Mattenrändern.

Bandhas Ziehen Sie den Bauchnabel nach innen hoch, bilden Sie ein Doppelkinn, strecken Sie den Hals lang und spannen Sie den Beckenboden nur sanft an. In der Endposition verbinden Sie mit aller Kraft die Handflächen mit dem Boden.

Ausführung Bei der Einatmung verlagern Sie das Körpergewicht auf die linke Hüfte und die linke Hand, die seitlich neben der Hüfte abstützt. Lassen Sie dabei den Rumpf lang gestreckt. Heben Sie das rechte Bein während der Ausatmung an, strecken Sie es lang nach hinten und legen Sie es auf dem Knie und dem Fußrücken am Boden ab. Die linke Ferse wird vor dem rechten Hüftbeuger positioniert, während das Knie wie ein Pfeil zum vorderen kurzen Mattenrand strahlt. ❶ Bei der Einatmung stützen Sie die Hände am Boden unter den Schultern ab. Die Hüftbeckenknochen sind parallel und nicht verdreht. Bleiben Sie mindestens 5 Atemzüge in dieser Haltung. Führen Sie dann die Übung auf der anderen Seite aus.

Hilfsmittel und Modifikation Zur Entlastung im Rücken können Sie gerne erhöht auf einem Yogakissen oder Block sitzen.

Variationen 1. Bewegen Sie sich mit lang gestrecktem Rumpf so weit nach vorn, dass Sie auf den Ellenbogen abgestützt bleiben. Sie können aber auch die Unterarme verschränken und Ihre Stirn auf den Händen ablegen. ❷ Hierbei erhöhen Sie die Dehnung im unteren Rücken und der Hüftseite des gebeugten Beins. Verweilen Sie für 5 Atemzüge.

2. Zur Streckung im Hüftbeuger und im vorderen Oberschenkel beugen Sie das nach hinten gestreckte Bein, indem Sie die rechte Ferse in Richtung der rechten Schulter führen. Greifen Sie den Fußrücken mit der rechten Ellenbeuge, während die linke Hand bei der Einatmung über den Kopf geführt wird und die andere Hand greift. ❸ Bleiben Sie 5 Atemzüge lang in dieser Haltung.

Wirkung Sie spüren die Beweglichkeit in der Hüfte und im unteren Rücken. Die Muskeln im unteren Rücken, in den inneren Oberschenkeln und in der Hüfte werden gedehnt. Bei den Variationen 1 und 2 wirkt diese Übung auf den gesamten Körper.

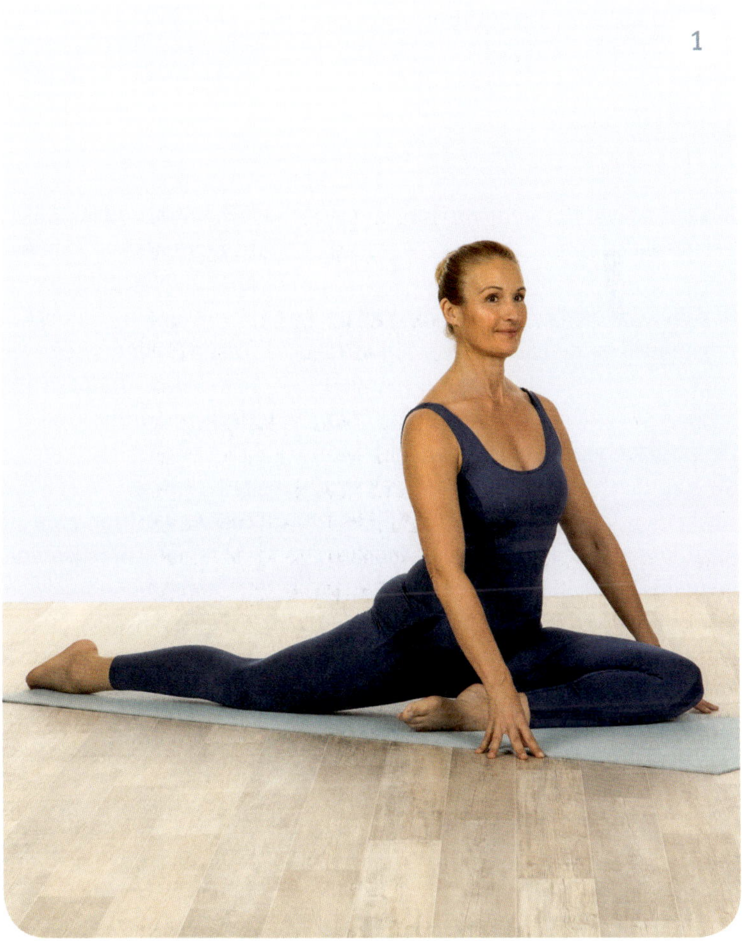

1

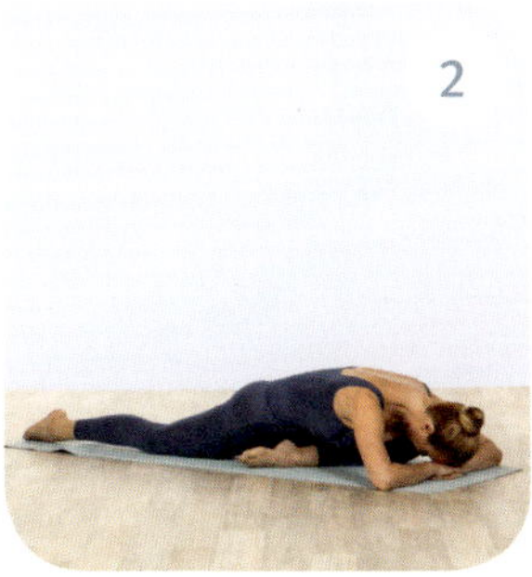

2

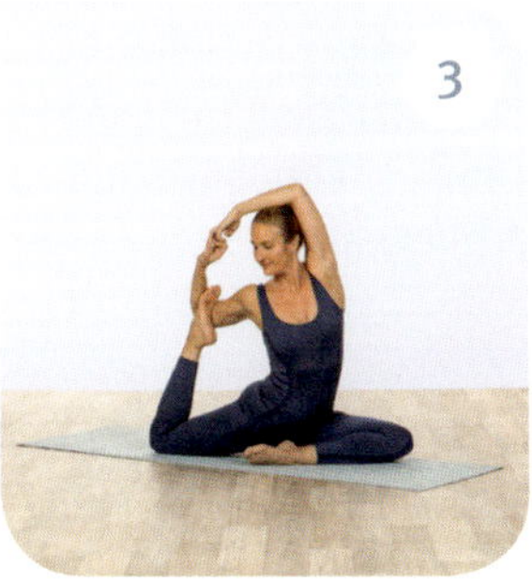

3

Doppelte Taube

Agnistambhasana

Ausgangsstellung Sie sitzen im Schneidersitz (Seite 92).

Bandhas Ziehen Sie den Bauchnabel nach innen hoch, bilden Sie ein Doppelkinn, strecken Sie den Hals lang und spannen Sie den Beckenboden nur sanft an. In der Endposition verbinden Sie mit aller Kraft die Handflächen mit dem Boden.

Ausführung Öffnen Sie die Beine etwas mehr, bis beide Beine im rechten Winkel vor dem Körper liegen. Legen Sie den rechten Unterschenkel auf dem linken Unterschenkel ab, hierbei liegt der rechte Fuß auf der linken Knieinnenseite, während die rechte Knieaußenseite auf der linken Fußinnenseite liegt. Die Fußrücken sind geflext angezogen. ❶

Bei der Einatmung richten Sie die Wirbelsäule auf, die Schädeldecke strebt zum Himmel. Bei der Ausatmung verankern Sie die Sitzbeinhöcker bewusst mit dem Steißbein im Boden. Halten Sie diese Übung 5 Atemzüge und wechseln Sie anschließend die Beine.

Hilfsmittel und Modifikation Zur Entlastung im Rücken können Sie gerne erhöht auf einem Yogakissen oder -block sitzen. Wenn Sie Ihr rechtes Knie nicht auf der linken Fußinnenseite ablegen können, legen Sie 1–2 Blöcke oder eine gefaltete Decke unter Ihr Knie.

Variationen 1. Wenn die Beweglichkeit es zulässt, positionieren Sie Ihre Ellenbogen auf dem rechten Unterschenkel. ❷

2. Zur Intensitätssteigerung wandern Sie mit den Fingerkuppen vor den Beinen auf dem Boden immer weiter von der Hüfte weg, bis Sie einen angenehmen Wohlfühlschmerz wahrnehmen. ❸

Wirkung Sie spüren die Dehnung in der äußeren Hüftgegend und im unteren Rücken.

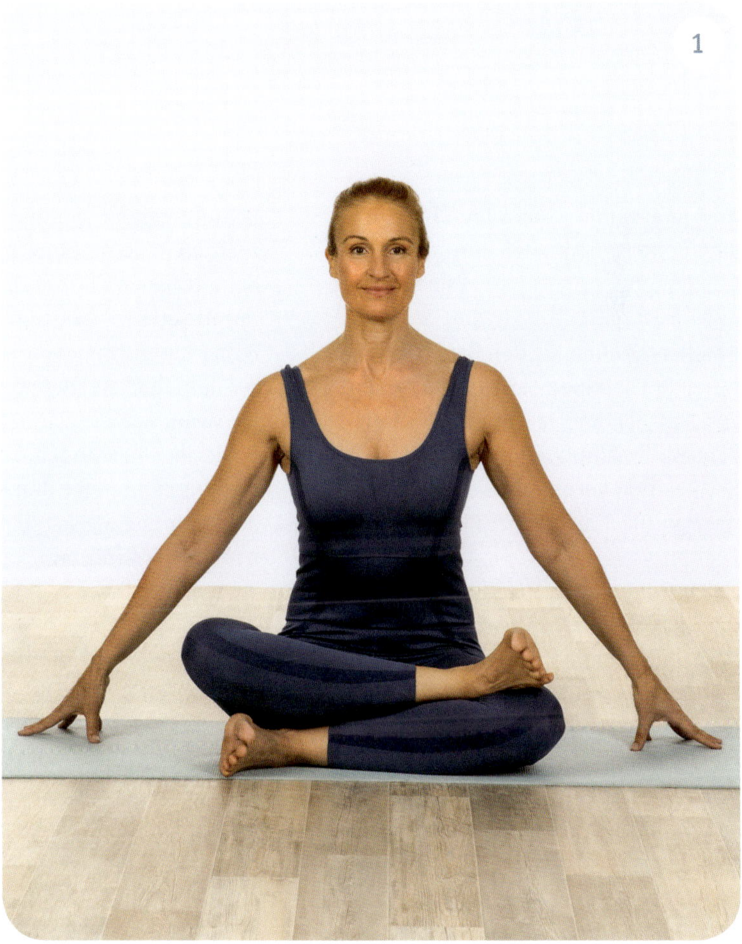
1

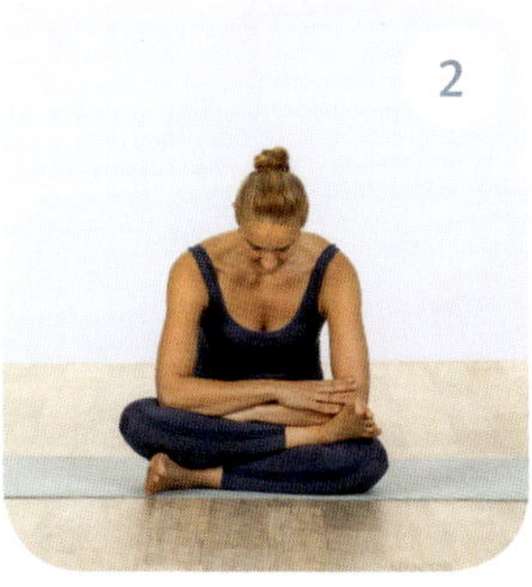
2

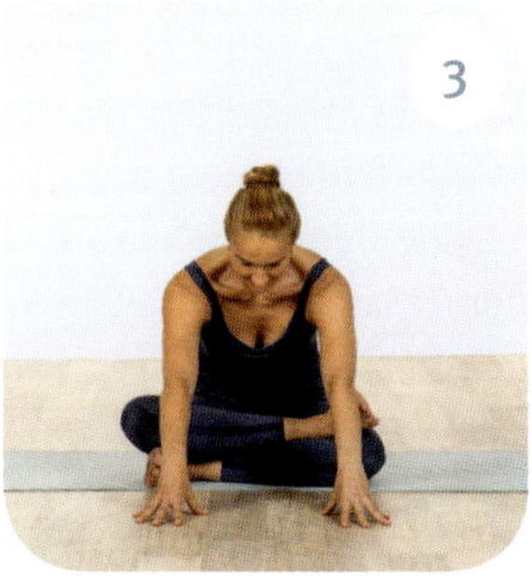
3

Schnürsenkel

Gomukhasana

Ausgangsstellung Sie sitzen im Stocksitz (Seite 90) mit nach vorn gestreckten Beinen.

Bandhas Ziehen Sie den Bauchnabel nach innen hoch, bilden Sie ein Doppelkinn, strecken Sie den Hals lang und spannen Sie den Beckenboden nur sanft an. In der Endposition verbinden Sie mit aller Kraft die Handflächen mit dem Boden.

Ausführung Legen Sie das rechte Bein über das linke Bein, die Knie liegen überkreuzt aufeinander. Legen Sie nun den rechten Fuß mithilfe der Hand nach hinten, entweder im rechten Winkel gebeugt oder neben der linken Hüfte abgelegt. Verlagern Sie das Körpergewicht auf die linke Hüfte und ziehen Sie dabei mit einer Innenrotation der Hüfte das linke gebeugte Bein zur rechten Seite an. Entweder wird das rechte Bein im rechten Winkel oder mit der Ferse zur rechten Hüfte geführt, dabei wird die linke Hüfte etwas angehoben. Bei der Einatmung richten Sie die Wirbelsäule auf, die Schädeldecke strebt zum Himmel. Bei der Ausatmung verankern Sie die Sitzbeinhöcker mit dem Steißbein im Boden.

Bei der Einatmung führen Sie den linken Arm mit einer Außenrotation aus dem Schultergelenk über den Kopf und den rechten Arm mit einer Innenrotation im Schultergelenk hinter den Rücken. Bei der Ausatmung beugen Sie bewusst beide Arme und führen dadurch die Hände hinter dem Rücken zueinander. ❶ Nehmen Sie wahr, wie die Hände an der Wirbelsäule abgelegt sind. Bei der nächsten Einatmung richten Sie den Rumpf bewusst auf, während Sie sich bei der Ausatmung mit lang gestrecktem Rumpf sanft nach vorn neigen.

Halten Sie diese Übung für 5 Atemzüge und führen Sie anschließend einen Bein- und Armwechsel durch.

Hilfsmittel oder Modifikation Zur Entlastung im Rücken können Sie gerne erhöht auf einem Yogakissen oder Block sitzen. Wenn zu Beginn die Hände hinter dem Rücken noch nicht zueinanderfinden, nehmen Sie mit der oberen Hand einen Gurt als Hilfe und greifen Sie ihn mit der unteren Hand. ❷ Wandern Sie mit beiden Händen langsam am Gurt entlang zueinander.

Wirkung Sie spüren die Dehnung sowohl in der Hüfte als auch in den Schultern und im Rückenbereich.

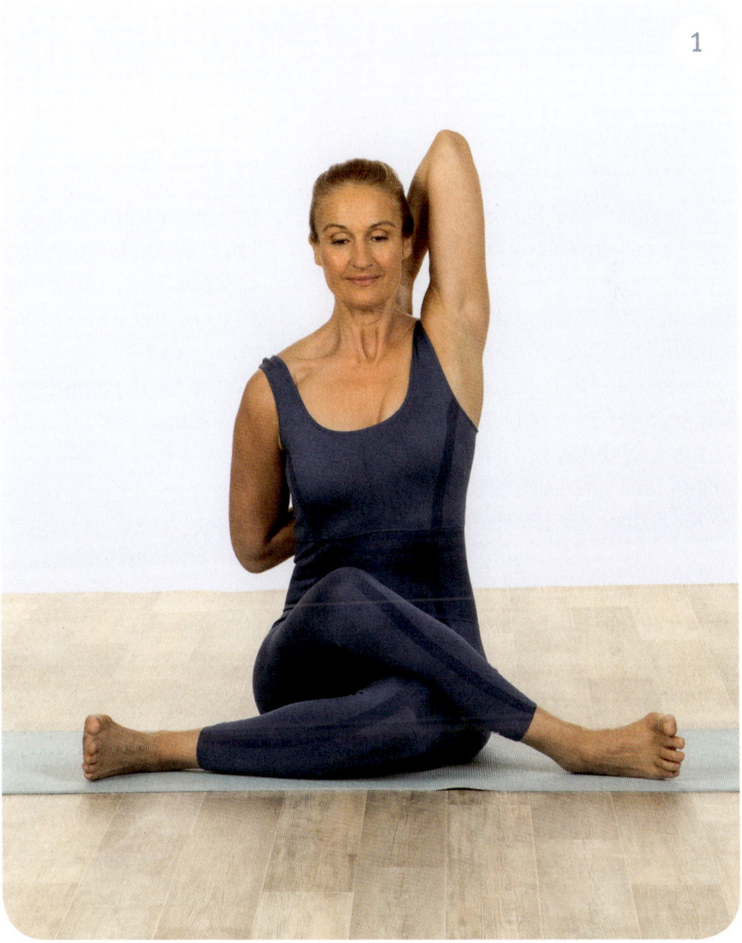

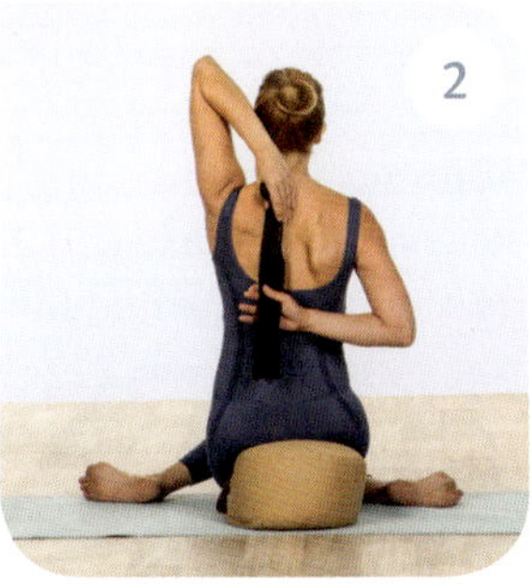

Lotussitz

Padmasana

Ausgangsstellung Sie befinden sich im Stocksitz (Seite 90).

Bandhas Die Füße sind aktiv (Pada Bandha), der Beckenboden ist nach innen hochgezogen (Mula Bandha), ebenso der Bauchnabel (Uddiyana Bandha). Machen Sie ein leichtes Doppelkinn und einen langen Hals (Jalandhara Bandha). Leiten Sie Kraft über die Hände (Hasta Bandha).

Ausführung Öffnen Sie aus dem Stocksitz die Beine hüftbreit. Heben Sie das rechte Bein an und beugen Sie es aus eigener Kraft mit einer Außenrotation im Hüftgelenk soweit, wie Sie können. Greifen Sie mit beiden Händen beim gehobenen Bein den Fußrücken und legen Sie ihn zwischen Schambeinknochen und innerem Oberschenkel des linken Beins auf dem Schoß ab. Das rechte Knie sollte nun möglichst auf dem Boden liegen. Sie spüren beide Sitzbeinhöcker am Boden. Nun befinden Sie sich im halben Lotussitz. ❶

Wenn Sie eine Steigerung wünschen, beugen Sie das linke Bein in der Außenrotation der Hüfte und führen Sie den linken Fußrücken zwischen Schambeinknochen und innerem Oberschenkel des rechten Beins zur Ablage auf dem Schoß. ❷ Jetzt sitzen Sie im ganzen Lotussitz.

Halten Sie die Übung 5 Atemzüge lang und führen Sie dann einen Beinwechsel aus.

Drishti Der Blick richtet sich geradeaus zum Himmel.

Hilfsmittel Zur Entlastung im Rücken können Sie gerne erhöht auf einem Yogakissen oder -block sitzen.

Variation Zur Steigerung führen Sie Ihren rechten Arm in einer Außenrotation im Schultergelenk über den Kopf, während Sie den Rumpf zu einer Seitneigung nach links verlagern. Die linke Hand legen Sie entweder mit den Fingerkuppen oder mit dem Ellenbogen als Stütze auf dem Boden ab. ❸

Wirkung Sie dehnen die Hüfte. Bei der Seitneigung werden zusätzlich die seitlichen Flanken gedehnt.

1

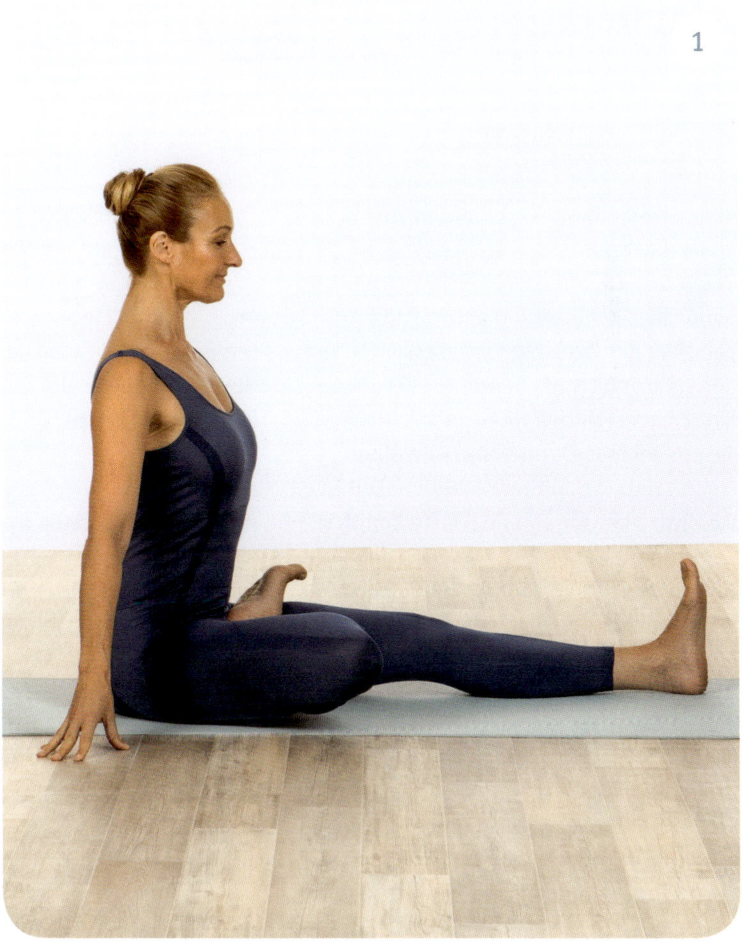

2

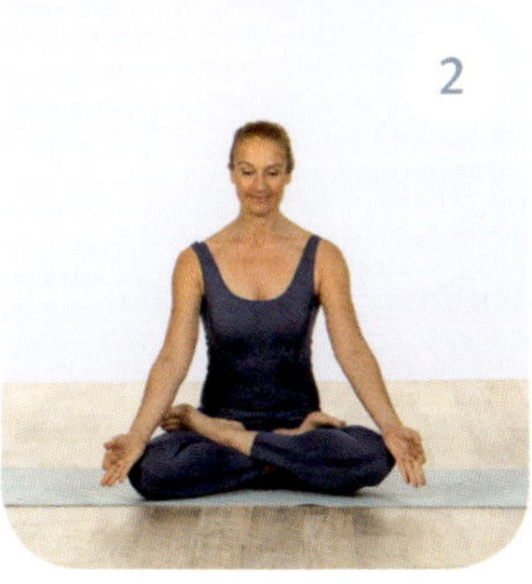

3

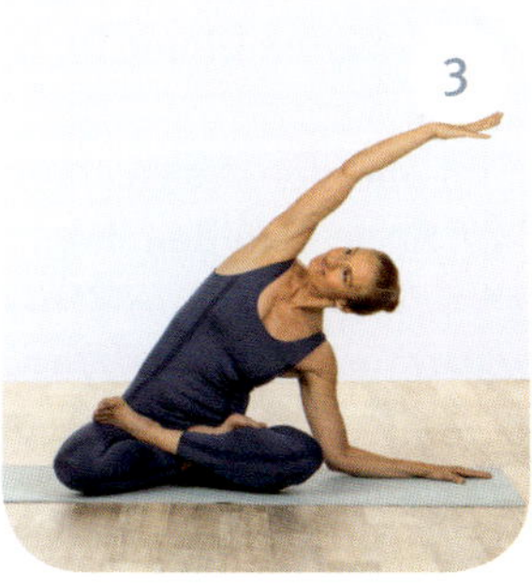

Schulterbrücke

Setu Bandha Sarvangasana

Ausgangsstellung Sie befinden sich in Rückenlage.

Bandhas Die Füße sind aktiv (Pada Bandha), der Beckenboden ist nach innen hochgezogen (Mula Bandha), ebenso der Bauchnabel (Uddiyana Bandha). Machen Sie ein leichtes Doppelkinn und einen langen Hals (Jalandhara Bandha). Leiten Sie Kraft über die Hände (Hasta Bandha).

Ausführung Stellen Sie die Beine beckenbreit gebeugt auf, die Fußsohlen bleiben am Boden. Das Steißbein strebt in Richtung Kniekehle, die Hüfte strebt nach oben. Heben Sie nun Ihren Rücken Wirbel für Wirbel bis zur Halswirbelsäule an. Wenn es die Beweglichkeit in den Schultern erlaubt, bilden Sie eine Räuberleiter unter der Hüfte. ❶ Ansonsten legen Sie die Arme am Boden langgestreckt neben dem Körper ab.

Halten Sie die Übung für 5 Atemzüge.

Zum Abrollen des Oberkörpers legen Sie Ihre Arme über dem Kopf auf dem Boden ab. Gehen Sie auf die Zehenspitzen und rollen Sie Wirbel für Wirbel wieder von der Halswirbelsäule bis zur Hüfte ab. ❷

Drishti Der Blick geht geradeaus zum Himmel oder auf die Nasenspitze.

Modifikation Liegen Sie mit ausgestreckten Beinen, die Arme parallel zum Körper. Spannen Sie alle rückwärtigen Muskeln an und heben Sie das Gesäß leicht an. ❸

Hilfsmittel Wenn die Position zu Beginn zu anstrengend ist, können Sie eine Erhöhung unter der Hüfte positionieren, zum Beispiel einen Yogablock oder ein Kissen.

Wirkung Ihre Körperfront und Ihr Hüftbeuger gewinnen an Länge. Gesäß und Hüfte sind aktiv. Folgende Muskeln werden gedehnt: Bauchmuskel, Brustmuskel, Armmuskeln, Hüftbeuger, Schultern, Nacken, vordere Oberschenkel.

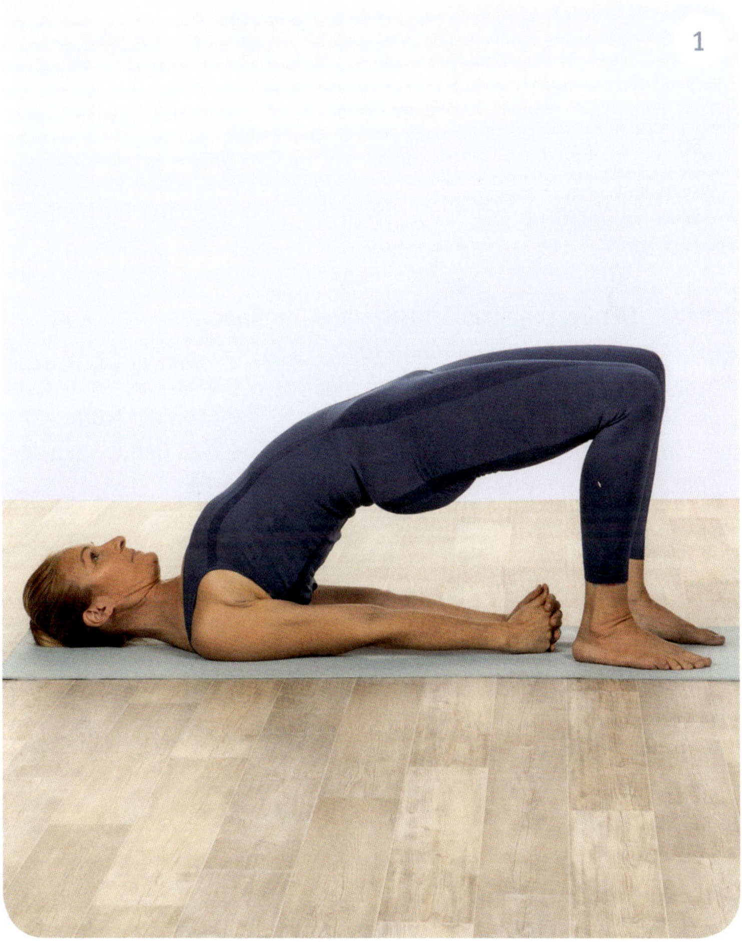

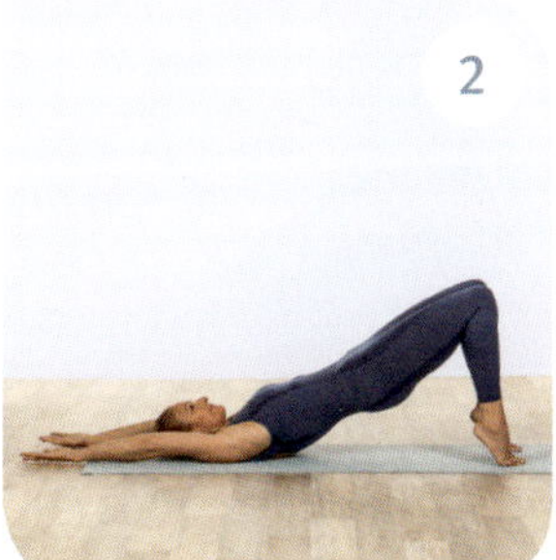

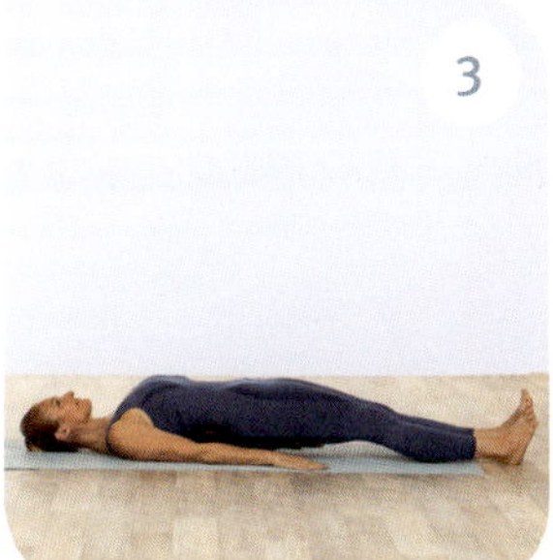

Liegender gebundener Winkel

Supta Baddha Konasana

Ausgangsstellung Sie befinden sich in Rückenlage.

Bandhas Der Beckenboden ist nach innen hochgezogen (Mula Bandha), ebenso der Bauchnabel (Uddiyana Bandha). Machen Sie ein leichtes Doppelkinn und einen langen Hals (Jalandhara Bandha). Leiten Sie Kraft über die Hände (Hasta Bandha), indem Sie die Handflächen in den Boden schieben.

Ausführung Bei der Einatmung aktivieren Sie Ihren Beckenboden-Verschluss (Mula Bandha), bei der Ausatmung schieben Sie Ihren Hinterkopf weg von den Schultern und bilden Sie ein Doppelkinn. Bringen Sie Ihre Fußsohlen nah an der Hüfte zueinander, lassen Sie ihre Knie nach außen fallen. ❶ Bei der Ausatmung lassen Sie Ihre Sitzbeinhöcker in Richtung Fersen strahlen, während das Kreuzbein am Boden abgelegt ist. Bei der Einatmung geben Sie Ihrer Wirbelsäule mehr Länge.

Halten Sie diese Übung 5 Atemzüge lang.

Drishti Der Blick bleibt immer geradeaus.

Hilfsmittel Sie können jeweils einen Block unter die Knie legen. ❷

Variation Sie können die Füße weiter weg von der Hüfte schieben, um eine weitere Dehnung in der Hüfte zu spüren. ❸

Wirkung Spannungen und Einengungen in der Hüfte lösen sich durch diese Übung auf. Außerdem entstehen mehr Raum und Beweglichkeit im Becken. Die Muskeln in der Hüfte und in den inneren Oberschenkeln werden gedehnt.

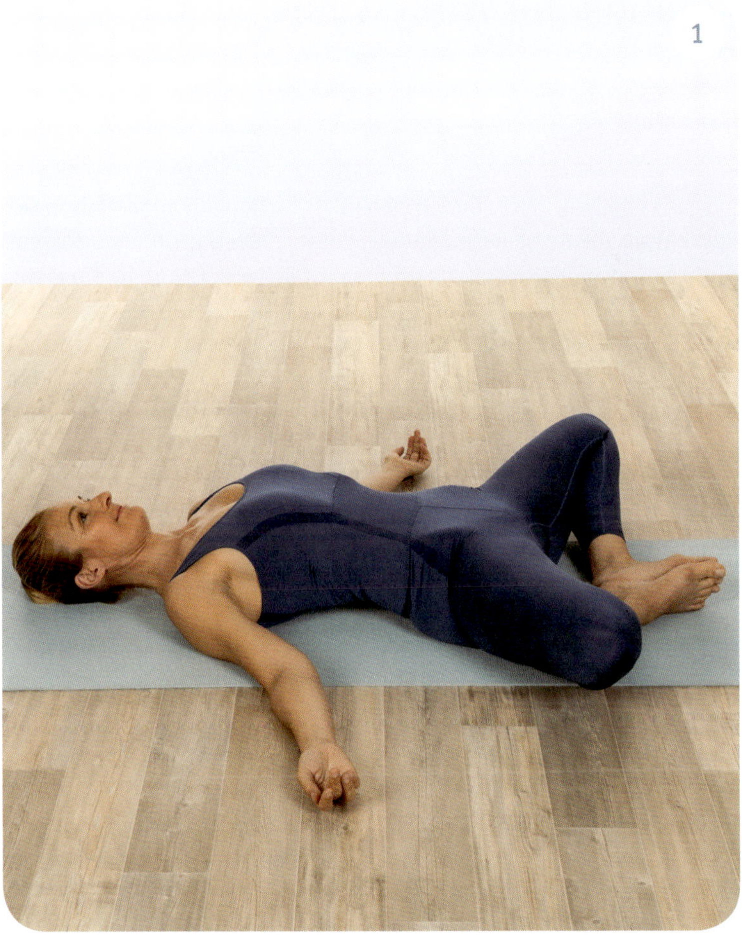

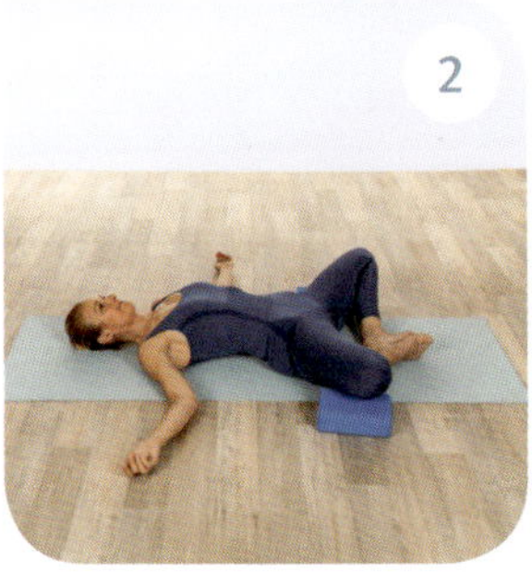

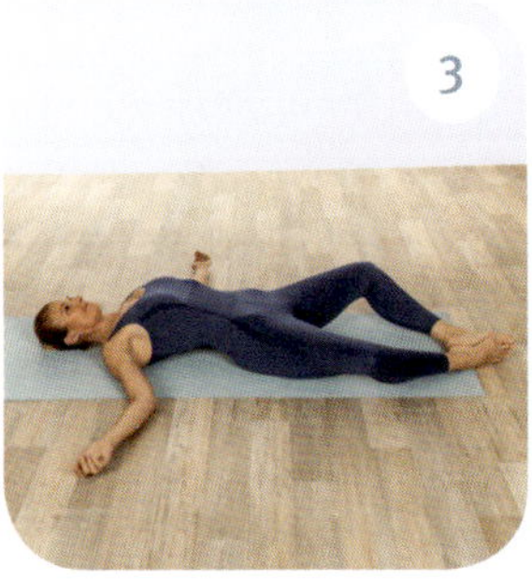

Rotation der Wirbelsäule

Makarasana

Ausgangsstellung Sie befinden sich in Rückenlage, die Arme liegen parallel zum Körper.

Bandhas Der Beckenboden ist nach innen hochgezogen (Mula Bandha), ebenso der Bauchnabel (Uddiyana Bandha). Machen Sie ein leichtes Doppelkinn und einen langen Hals (Jalandhara Bandha). Leiten Sie Kraft über die Hände (Hasta Bandha).

Ausführung Beugen Sie die Beine, die Fußsohlen bleiben am Boden. Lassen Sie die Knie nach rechts fallen, Knie und Schultern streben zum Boden. Die Schultern bleiben dabei am Boden, die Arme werden V-förmig über den Kopf gestreckt. ❶

Bleiben Sie für 5 tiefe Atemzüge in dieser Haltung. Wiederholen Sie die Übung zur anderen Seite.

Drishti Ihr Blick ist zum Himmel gerichtet.

Modifikation Halten Sie die Beine hüftbreit geöffnet. Belassen Sie die Füße ganz bewusst an ihrem Platz, dabei werden die Beine gebeugt. Lassen Sie die Knie wie Scheibenwischer zur Seite fallen und halten Sie diese dort für jeweils 5 Atemzüge, bevor Sie sie zur anderen Seite fallen lassen. ❷

Hilfsmittel Sie können zu Beginn ein Kissen oder Blöcke unter den Knien positionieren.

Variation Überkreuzen Sie die Beine, um die Intensität zu erhöhen. ❸

Wirkung Ihre äußeren Oberschenkel werden gedehnt, dies löst Anspannungen am Knie außen und innen. Zusätzlich werden die Muskeln im oberen Rücken, Brustmuskel, Kopfwender, Gesäßmuskel, Bauchmuskel sowie die Muskeln der hinteren Schultern und im Nacken gedehnt.

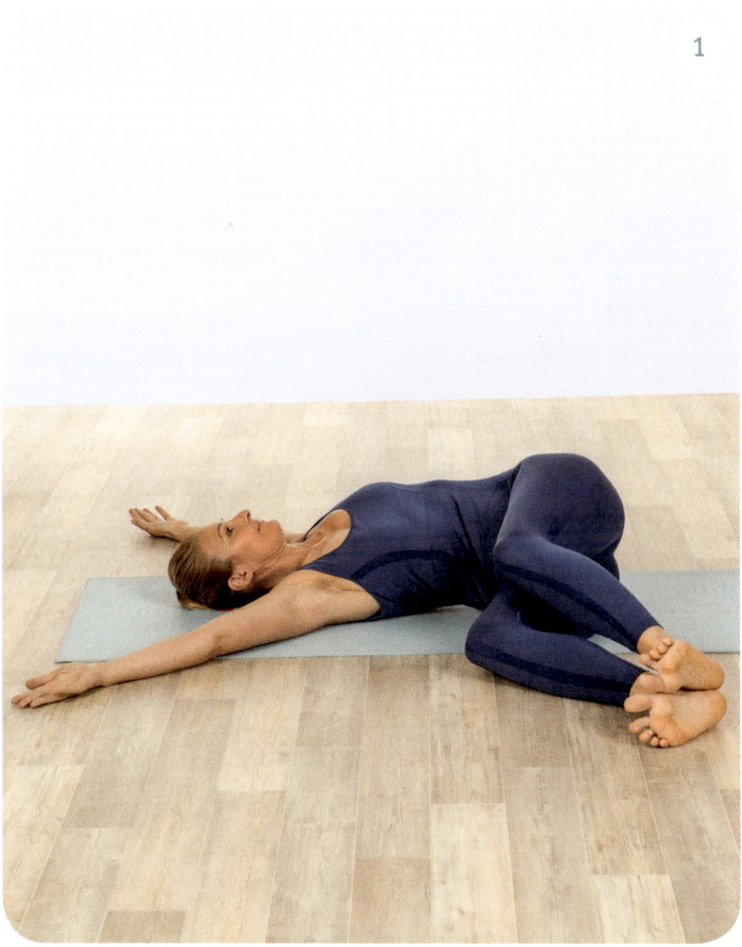
1

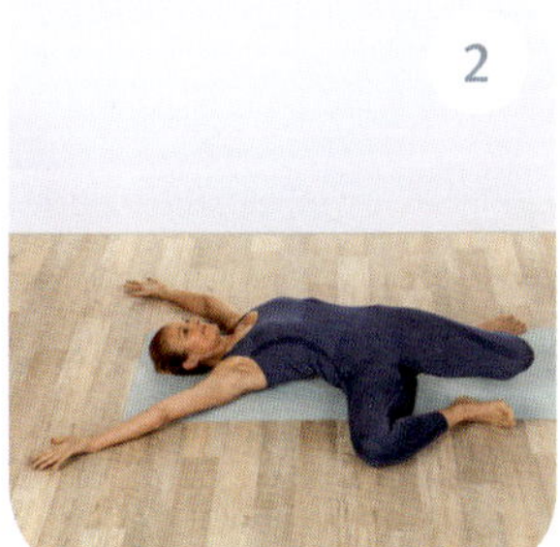
2

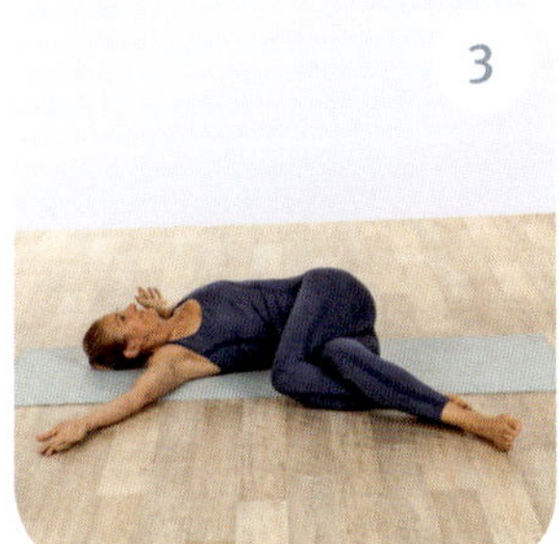
3

Happy Baby

Ananda Balasana

Ausgangsstellung Sie befinden sich in Rückenlage, die Arme liegen parallel zum Körper.

Bandhas Die Bandhas sind gelöst.

Ausführung Heben Sie die Beine angewinkelt an, fassen Sie mit den Händen von innen die Fußsohlen. Die Beine sind im rechten Winkel gebeugt, die Knie bewegen sich am Rippenkäfig entlang in Richtung Boden. Die gesamte Wirbelsäule liegt flach auf dem Boden. ❶ Nun verlagern Sie Ihr Körpergewicht abwechselnd nach rechts und links, um eine Massage in der unteren Wirbelsäule zu genießen. Wenn Sie das Bedürfnis haben, in irgendeiner Neigung zu verweilen, tun Sie dies.

Drishti Der Blick geht geradeaus zum Himmel oder zur Nasenspitze.

Modifikation Führen Sie Ihre Hände statt zu den Füßen unter die Kniekehlen.

Variationen 1. Führen Sie Ihre Arme unter den Kniekehlen durch und verbinden Sie Ihre Hände miteinander. ❷

2. Fassen Sie Ihre Schienbeine und bringen Sie Ihre Knie und Ihre Stirn möglichst nah zueinander. ❸ Dabei erleben Sie noch mehr Entspannung in der gesamten Wirbelsäule.

Wirkung Sie entspannen im Becken und bei der Außenrotation der Hüfte.

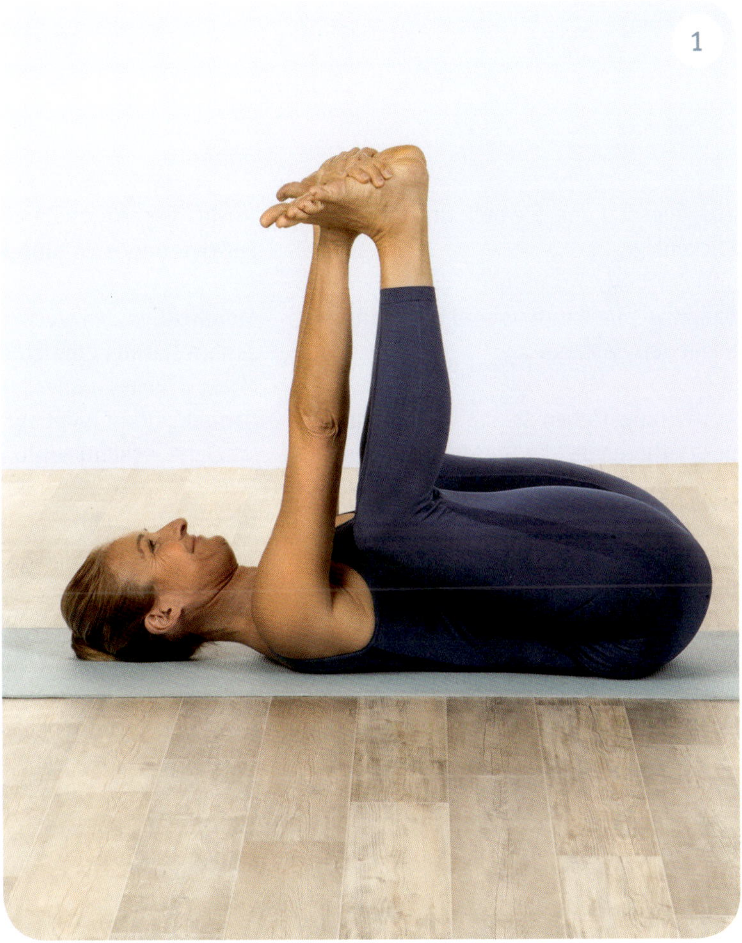
1

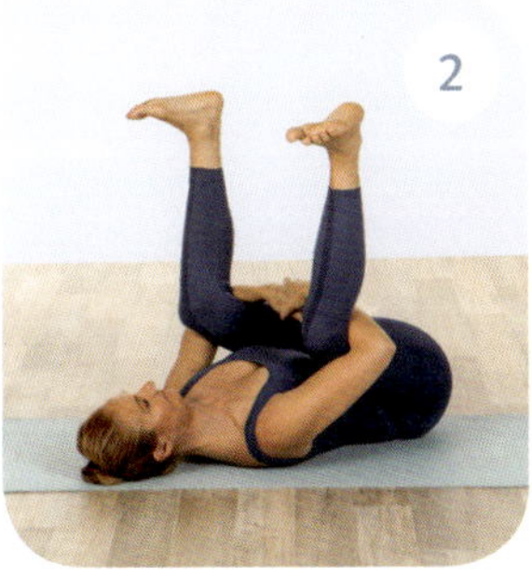
2

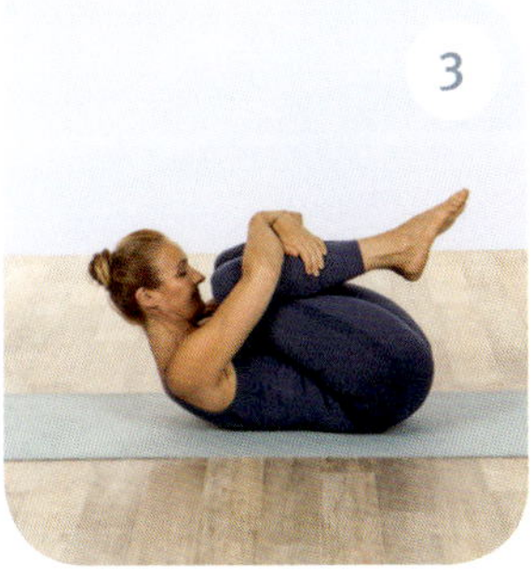
3

Fisch

Matsyasana

Ausgangsstellung Sie befinden sich in Rückenlage.

Bandhas Alle Bandhas sind zu Beginn leicht aktiviert.

Ausführung Heben Sie die Hüfte an und positionieren Sie die Hände unter der Hüfte. Beugen Sie die Arme und schieben Sie die Ellenbogen in den Boden. Heben Sie Kopf, Schultern und Oberkörper vom Boden ab. Legen Sie bei der Einatmung die Kopfkrone auf dem Boden ab und richten Sie den Blick nach hinten. ❶

Halten Sie die Übung für 5 Atemzüge.

Drishti Sie richten den Blick entgegen der Fußrichtung nach hinten.

Modifikation Bei stechenden Schmerzen im Nacken empfehle ich Ihnen, den Nacken nicht zu überdehnen. Legen Sie dann den Kopf nicht auf der Kopfdecke, sondern auf dem Hinterkopf ab. ❷

Hilfsmittel Bei Spannung im Nacken legen Sie ein Kissen oder einen Block unter Ihre Kopfkrone.

Wirkung Die Brustmuskulatur sowie die Muskeln in Schultern und vorderer Halspartie werden gedehnt.

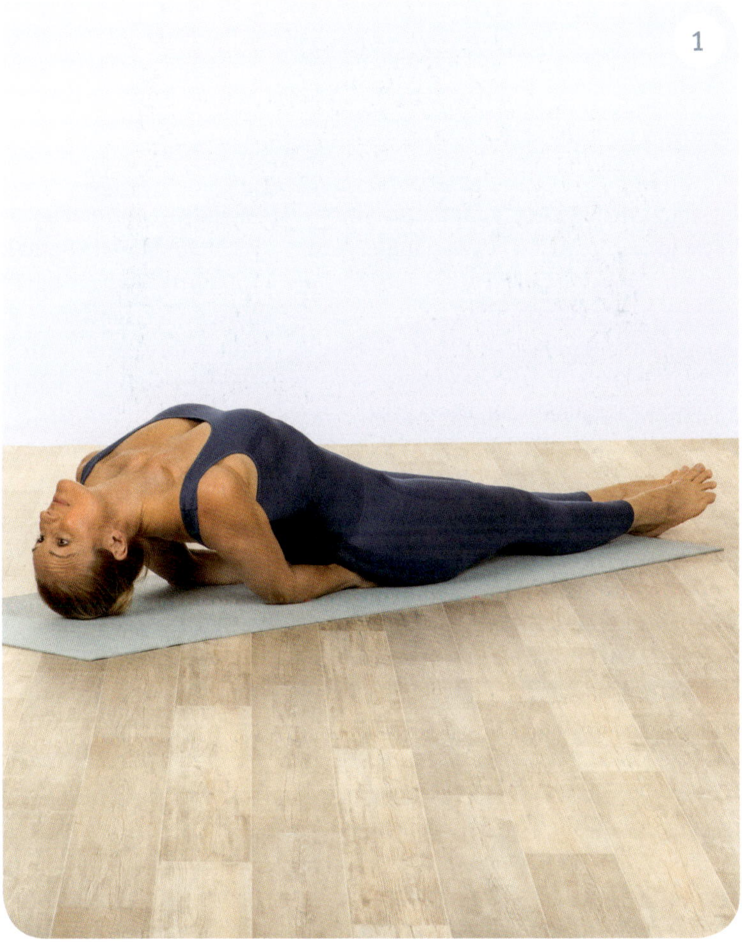

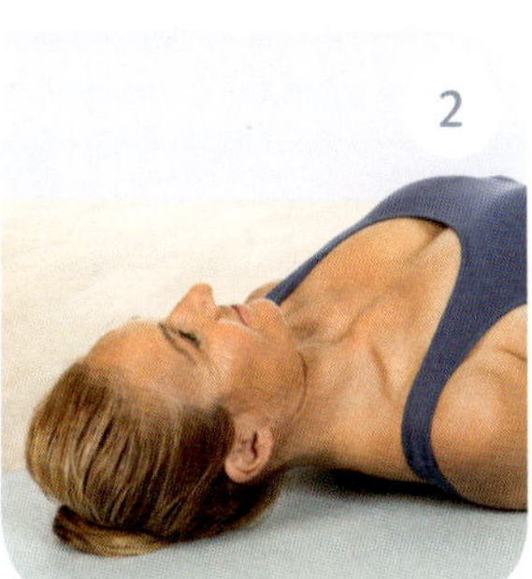

Pflug

Halasana

Ausgangsstellung Sie befinden sich in Rückenlage, die Arme liegen parallel zum Körper.

Bandhas Die Bandhas sind gelöst.

Ausführung Heben Sie die Beine gestreckt an, führen Sie sie nach oben und über den Kopf, bis Sie mit den Fußzehen oberhalb des Kopfes den Boden berühren. Halten Sie die Knie gestreckt und zusammen. Stützen Sie Ihren unteren Rücken, indem Sie die Hände am Beckenknochen oder der Lendenwirbelsäule positionieren und dabei die Ellenbogen am Boden ablegen. ❶ Lassen Sie alle Anspannungen los. Ihre Körperrückseite ist entspannt. Dies ist eine nach innen gerichtete Haltung. Spannungen in der Hüfte schmelzen dahin.

Drishti Der Blick geht geradeaus zum Himmel oder zur Nasenspitze.

Modifikation Setzen Sie die Fußspitzen nicht am Boden oberhalb des Kopfes ab, sondern lassen Sie die Füße kurz über dem Boden schweben. Strecken Sie zur Stütze Ihre Arme seitlich aus und legen Sie diese auf dem Boden ab. ❷

Hilfsmittel Sie können eine Erhöhung in Form eines Yogablocks oder Kissens unter der Hüfte positionieren, wenn die Position zu Beginn Schmerzen bereitet. Sie können auch die Füße auf einen Block oder Stuhl hinter dem Kopf absetzen, wenn Sie den Boden noch nicht erreichen können. ❸

Variation Zur Steigerung können Sie die Knie in Richtung Boden bringen. ❹

Wirkung Die Muskeln im oberen Rücken, in den hinteren Schultern und im Nacken werden gedehnt.

1

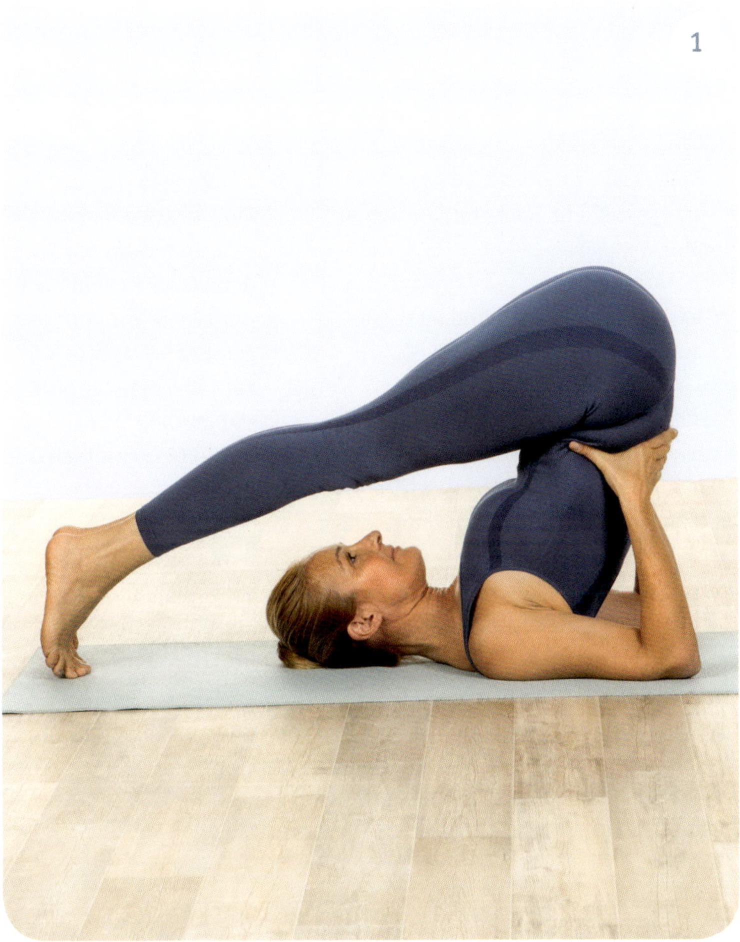

2

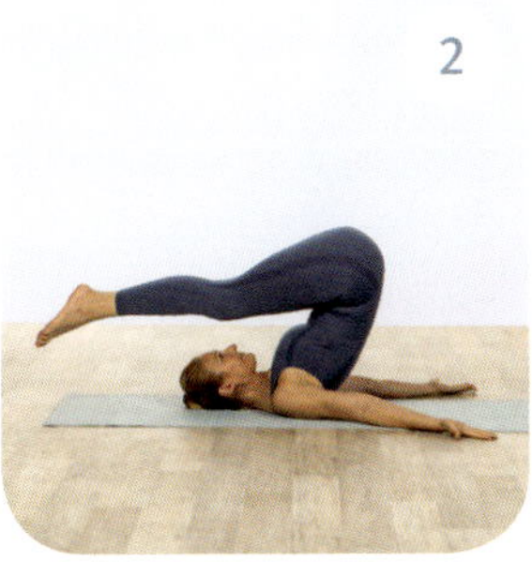

3

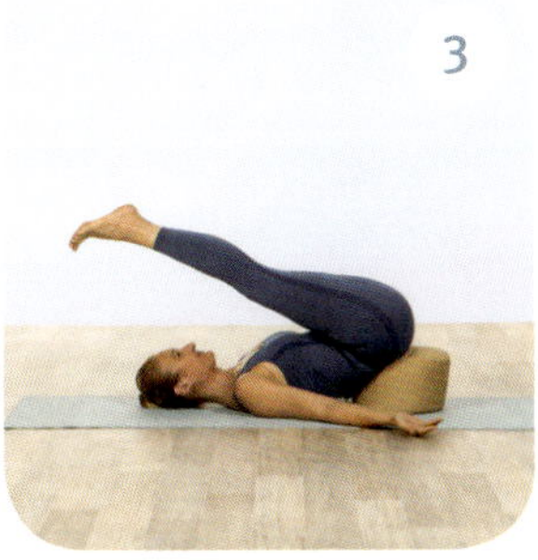

4

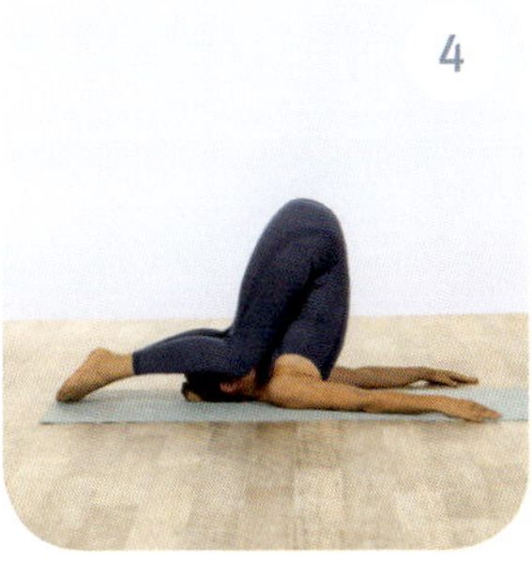

Endentspannung

Shavasana

Ausgangsstellung Sie befinden sich in der Rückenlage.

Bandhas Alle Bandhas sind jetzt vollkommen entspannt.

Ausführung Die Handrücken sind zum Boden gerichtet, die Arme rechts und links weit nach außen abgelegt. Die Fußspitzen zeigen entspannt nach außen. Der Kopf liegt mittig.

Genießen Sie die Entspannung im gesamten Körper, in den Schultern und in der Halswirbelsäule. Lassen Sie den Atem fließen, atmen Sie ruhig und lange aus. ❶

Drishti Der Blick ist bei geschlossenen Augen nach innen gerichtet.

Modifikation und Hilfsmittel Wenn Sie eine Spannung im Rücken spüren, können Sie zu Beginn die Beine beugen. ❷ Alternativ können Sie ein Kissen oder ein gefaltetes Handtuch unter die Hüfte legen. ❸ Wenn Sie eine Spannung in der Halswirbelsäule spüren, können Sie ein gefaltetes Handtuch unter den Kopf legen.

Wirkung Dies ist die Königin aller Asanas. Sie fördert die Regeneration nach der bisherigen Aktivität und bietet Gelegenheit für ein Reset.

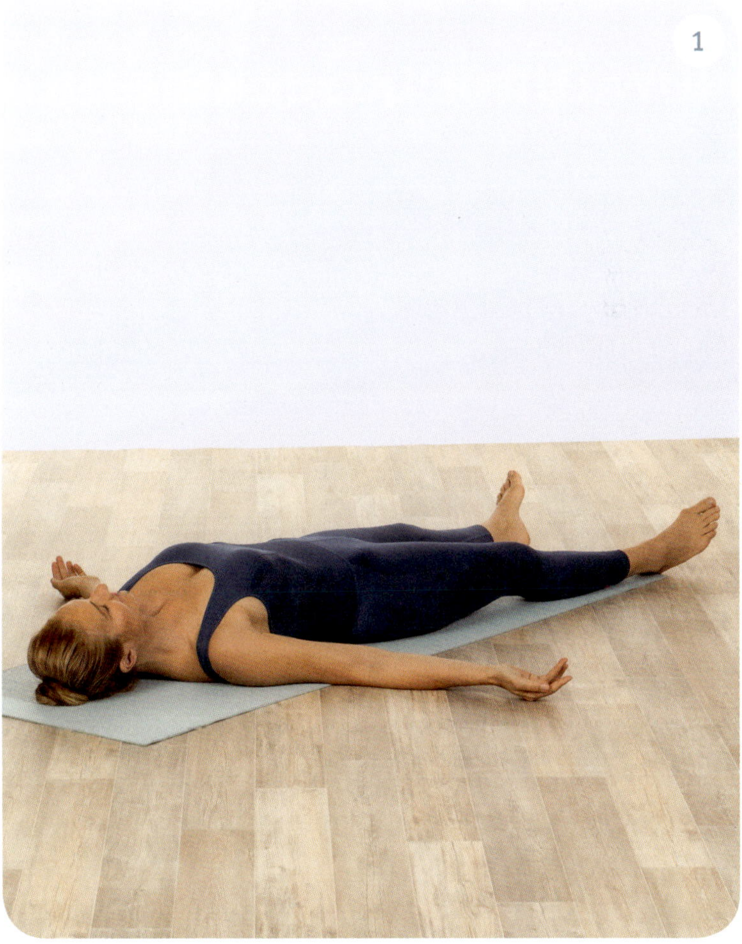
1

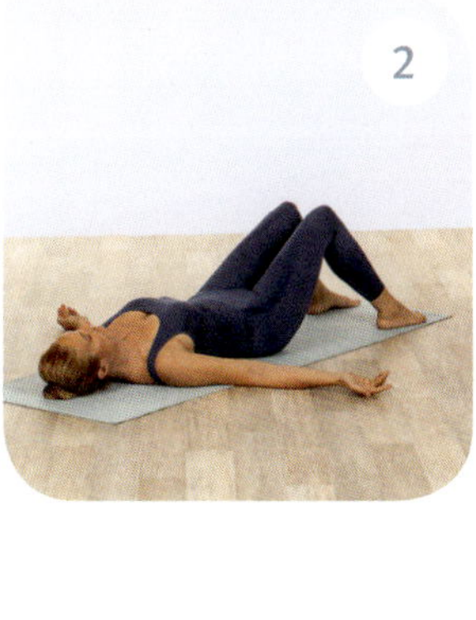
2

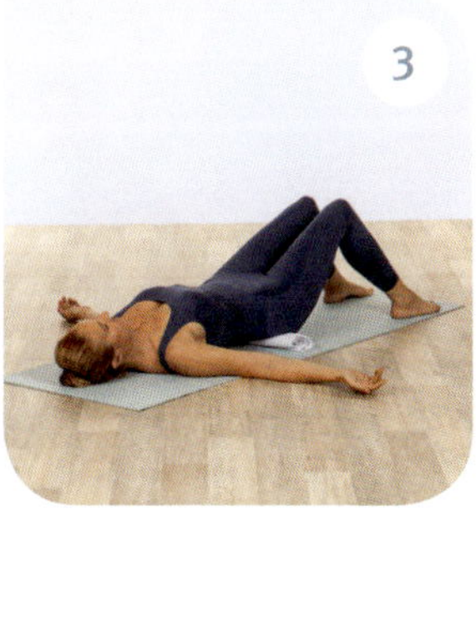
3

Flow für den Beckenboden

Dieser ruhige 30-Minuten-Flow vermittelt Ihnen innere Stabilität und Sicherheit. Achten Sie darauf, dass Sie bei der Einatmung den Beckenboden entspannen, während Sie ihn bei der Ausatmung aktivieren.

Happy Baby (Seite 118)

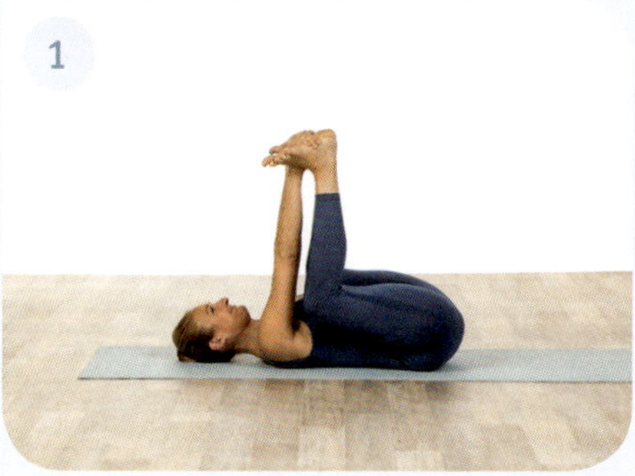

Liegender gebundener Winkel (Seite 114)

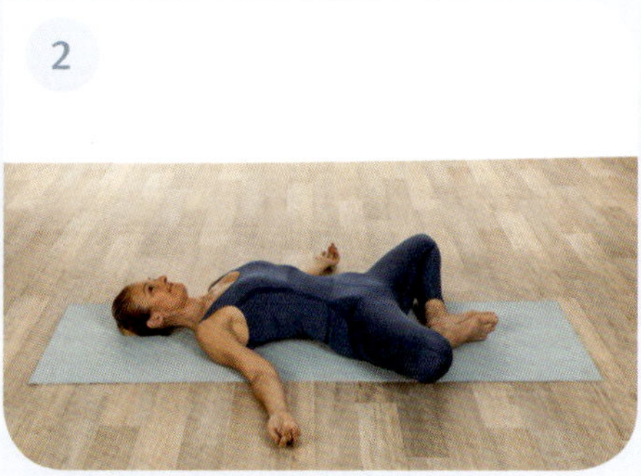

Tiefe Hocke (Seite 46)

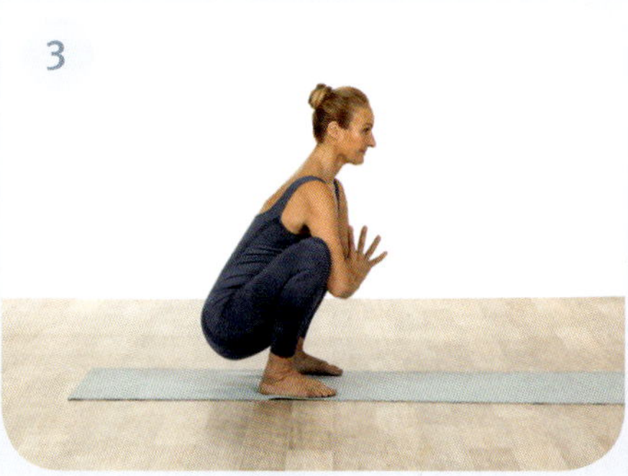

Herabschauender Hund (Seite 78)

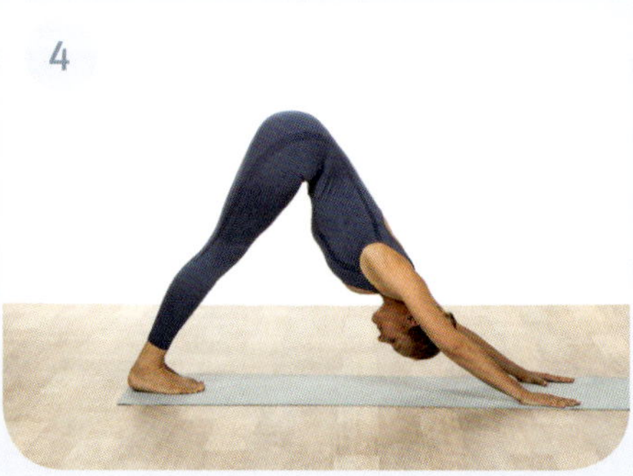

Katze (Seite 76)

5

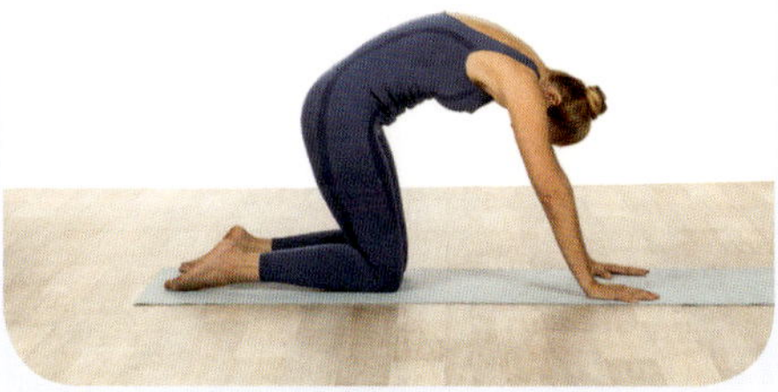

Kuh (Seite 76)

6

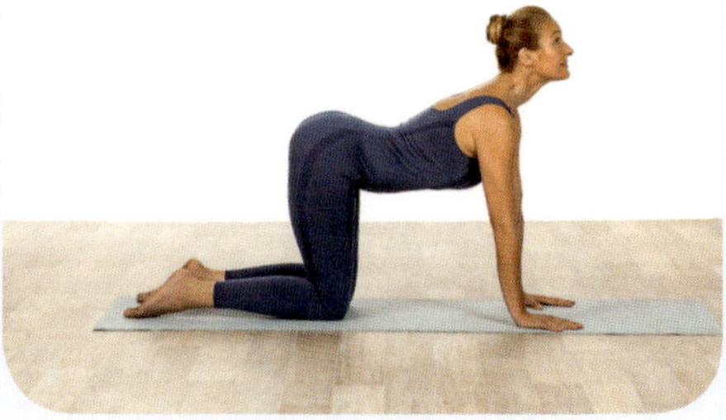

Krieger II (Seite 48)

7

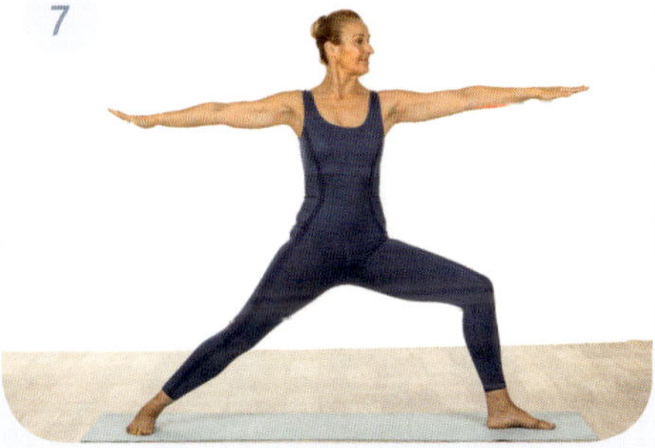

Berghaltung mit Rückbeuge (Seite 52)

8

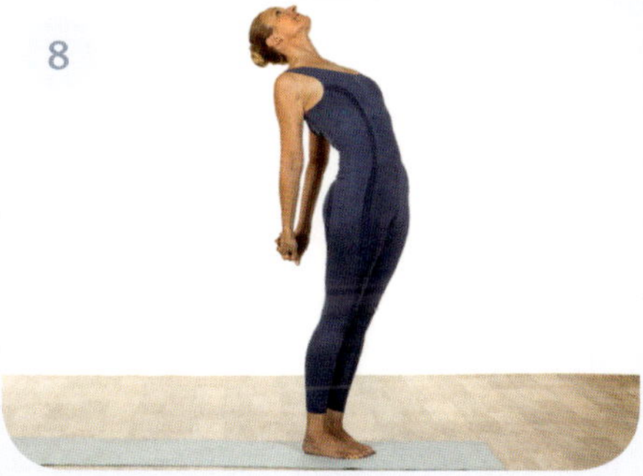

Stehende breite Vorbeuge (Seite 50)

9

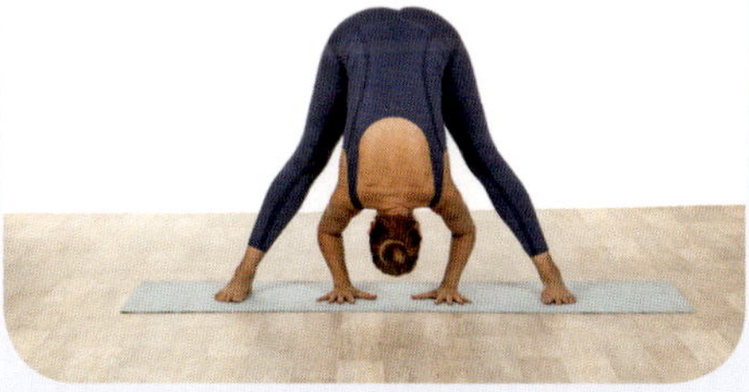

Krieger II (Seite 48)

10

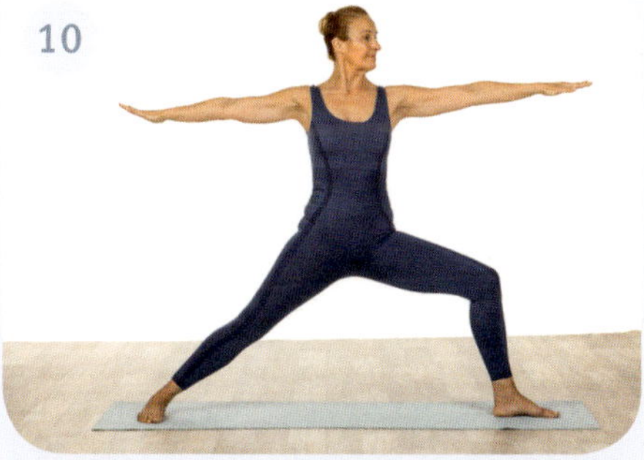

Flow für den unteren Rücken

Dieses 20-Minuten-Programm kräftigt und dehnt die Muskeln, die den unteren Rücken stützen. Verweilen Sie jeweils 5 Atemzüge lang in jeder Haltung und beobachten Sie Ihre Atmung.

Stehende Katze in breiter Berghaltung (Seite 54)

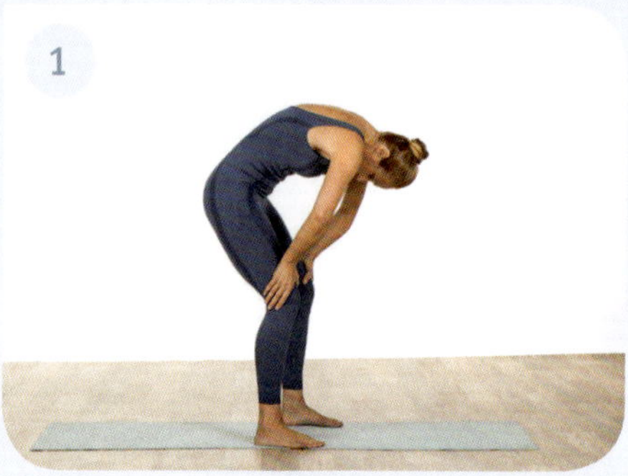

Stehende Kuh in breiter Berghaltung (Seite 54)

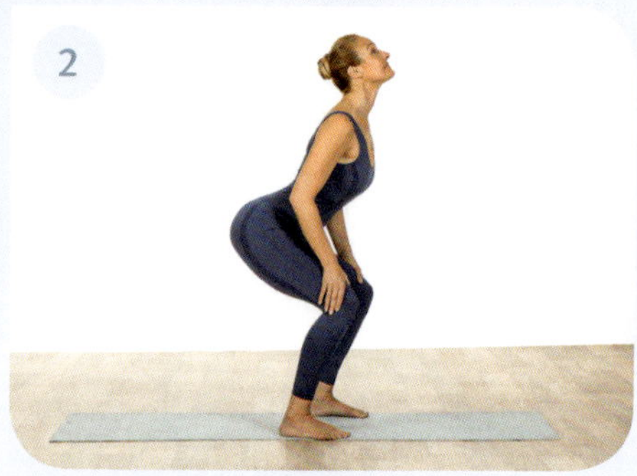

Berghaltung mit Rückbeuge (Seite 52)

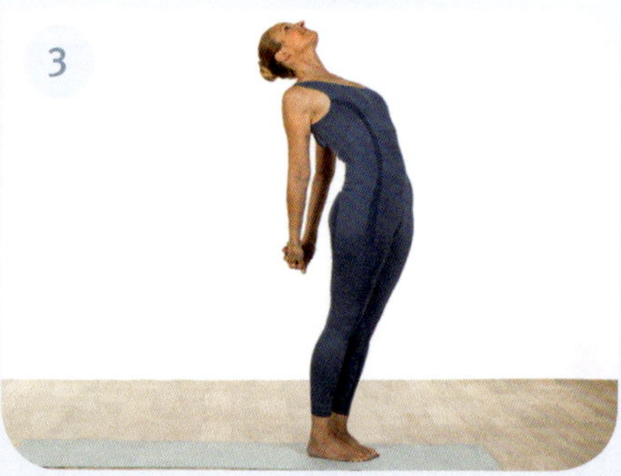

Halbe stehende gedrehte breite Vorbeuge (Seite 60)

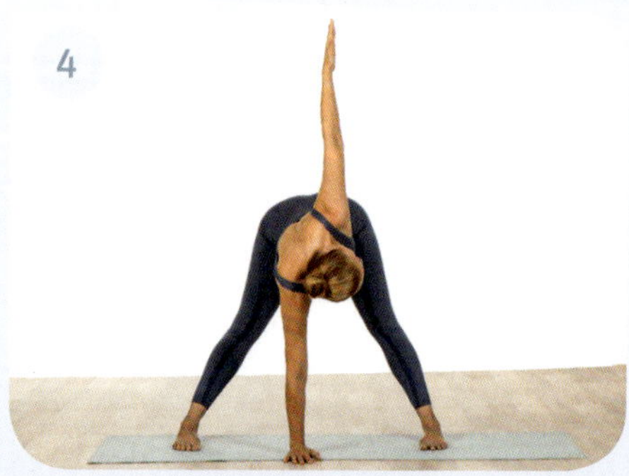

Stehende breite Vorbeuge (Seite 50)

5

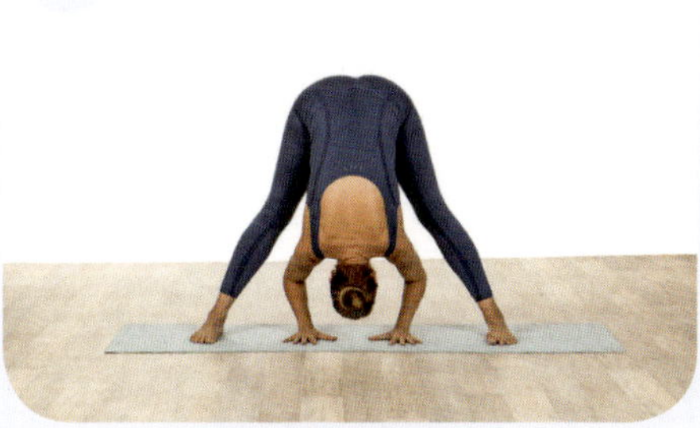

Dreieck (Seite 58)

6

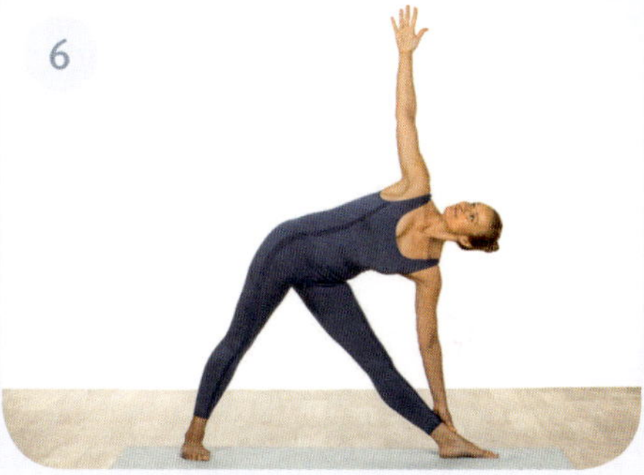

Herabschauender Hund (Seite 78)

7

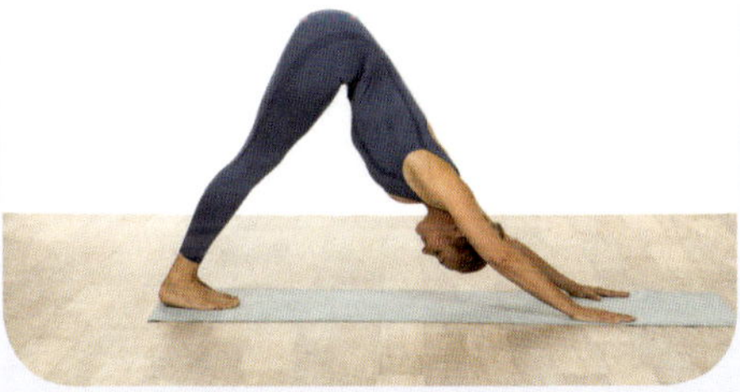

Tiefe Hocke (Seite 46)

8

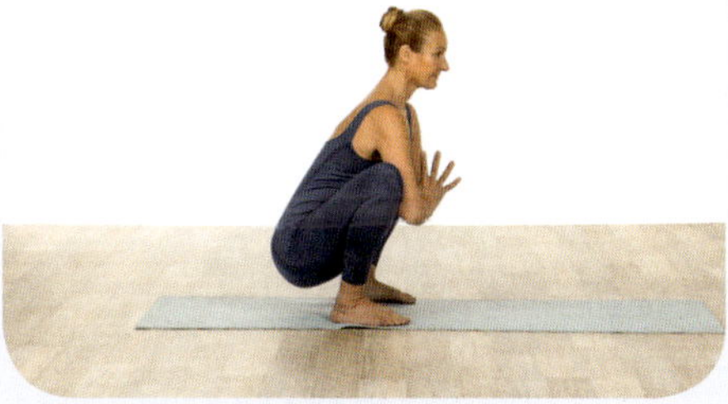

Katze – Kuh (Seite 76)

9

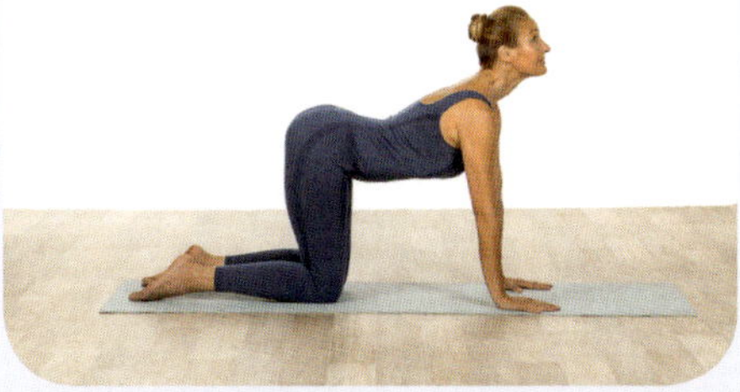

Gebundener Winkel (Seite 96)

10

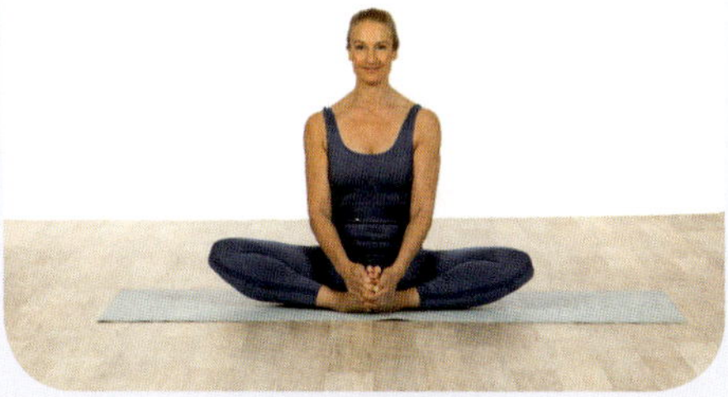

Flow für die Hüfte

In diesem 25-Minuten-Flow lösen wir Spannungen in der Hüfte und hoffen, uns auch emotional zu befreien. Verweilen Sie jeweils 5 Atemzüge lang in der Haltung und achten Sie dabei auf Ihre Gefühle.

Kindshaltung (Seite 74)

1

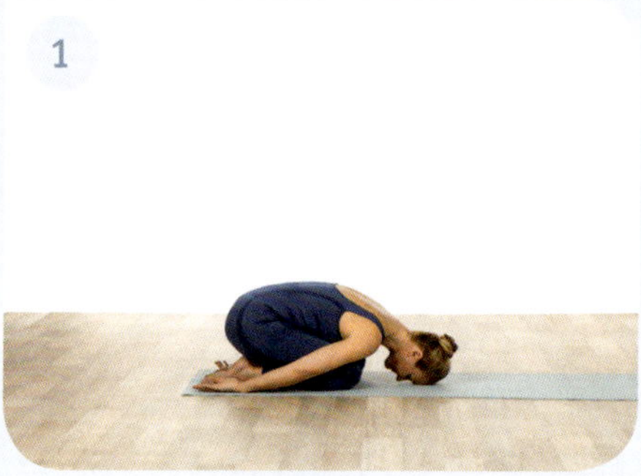

Herabschauender Hund (Seite 78)

2

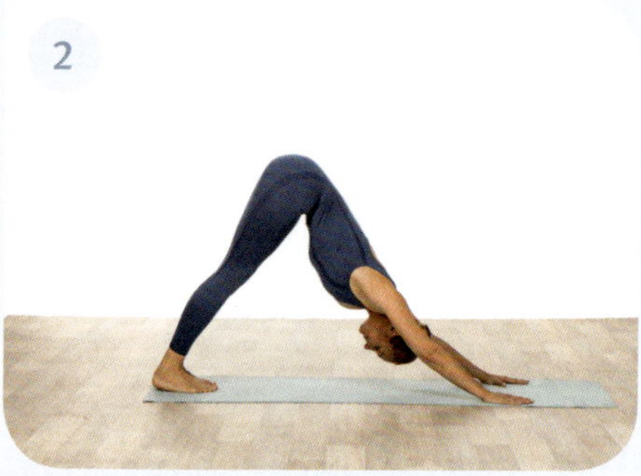

Dreibeiniger herabschauender Hund (Seite 78)

3

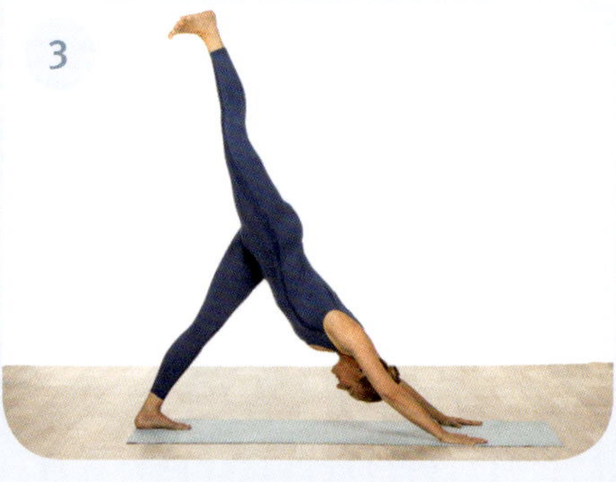

Tiefer Ausfallschritt (Seite 80)

4

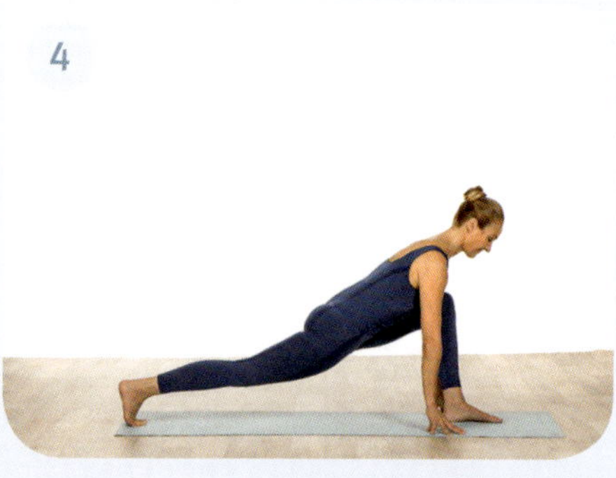

Tiefer Ausfallschritt mit Händen in Gebetshaltung (Seite 80)

5

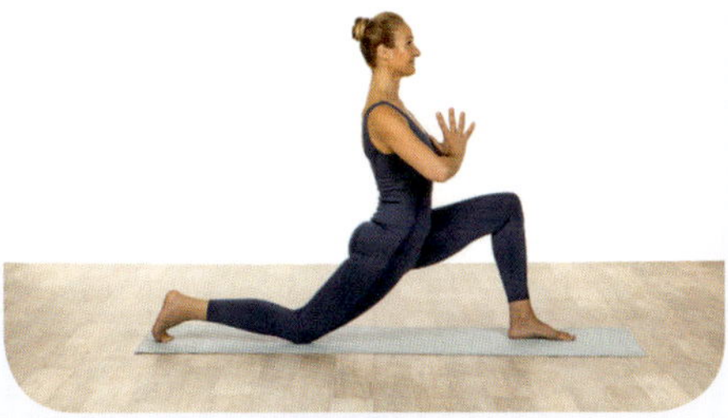

Tiefer gedrehter Ausfallschritt (Seite 82)

6

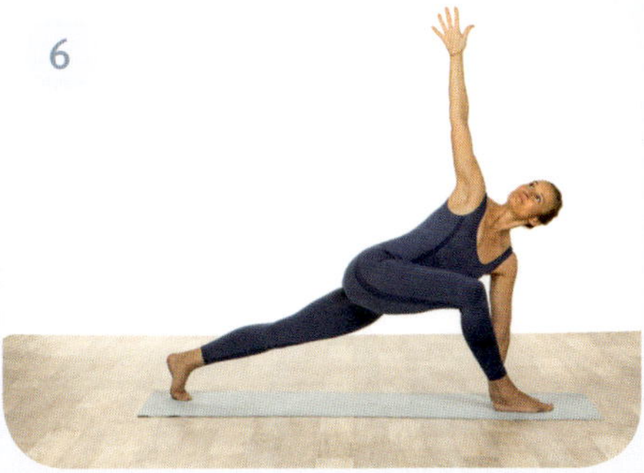

Tiefer Ausfallschritt (Seite 80)

7

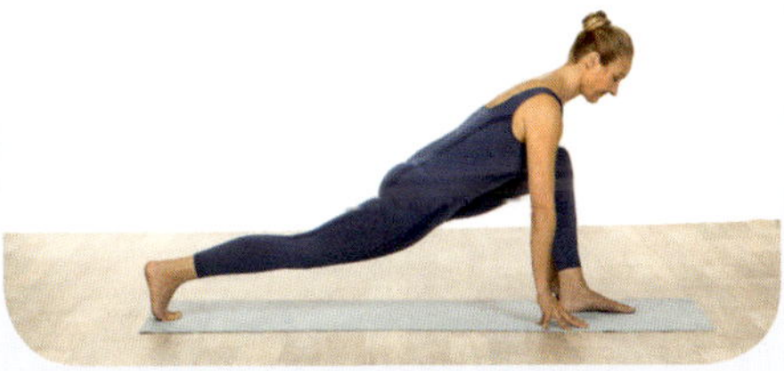

Stehende breite Vorbeuge (Seite 50)

8

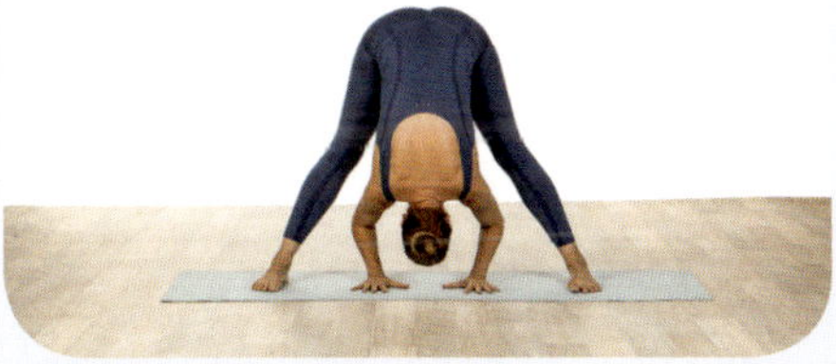

Doppelte Taube (Seite 106)

9

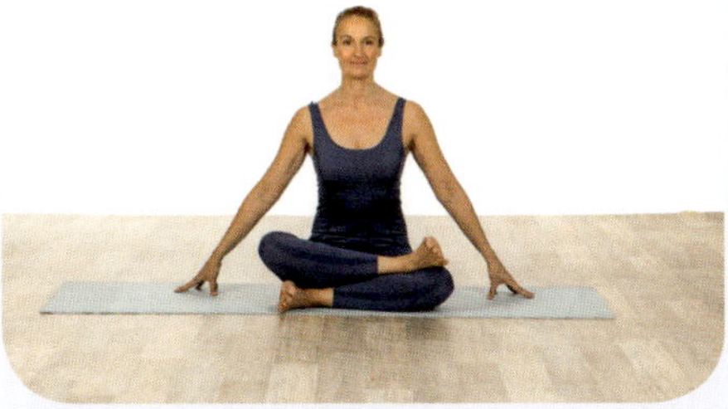

Heraufschauende Vorbeuge (Seite 90)

10

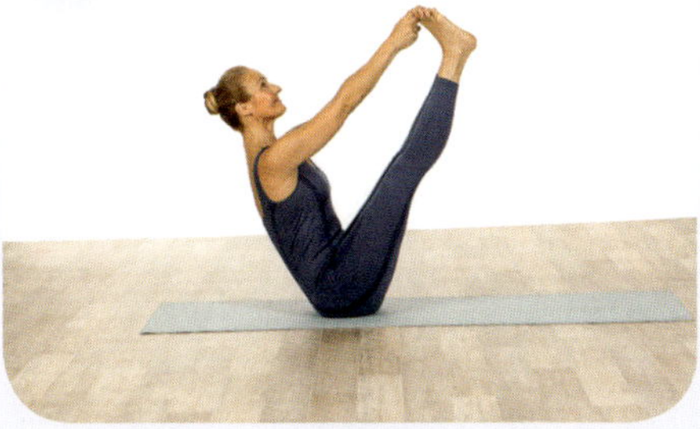

Service

Quellenangaben

S. McGill. Ultimate Back Fitness and Performance. Backfitpro Inc., Waterloo, Kanada, 4. Auflage 2009.

Gilroy, MacPherson, Ross et al. Atlas of Anatomy. Thieme Medical Publishers Inc, New York, NY. USA, 2008.

Gray's Anatomy. The Anatomical Basis of Clinical Practice. Hrsg. Susan Standring. Elsevier, Churchill Livingstone, 39. Auflage 2005.

Travell & Simon's Myofascial Pain and Dysfunction. The Trigger Point Manual, Volume 1: Upper Half of Body. Lippincott, Williams & Wilkins, 2. Auflage 1998.

J. Travell, D. Simon. Myofascial Pain and Dysfunction. The Trigger Point Manual, Volume 2: The Lower Extremities. Lippincott, Williams & Wilkins, 1993

Niebel, Fischer. Neurogenes Zittern: Stress & Spannungen lösen. Das Original-TRE-Übungsprogramm. TRIAS, Stuttgart, 5. Auflage 2020.

Danksagung

Das absolute Glück ist es, Freunde zu haben, die mit einem empfinden und einen begleiten. Ich möchte meinem Ehemann Henning danken für seine unermüdliche Unterstützung. Ebenso möchte ich mich bei allen Kunden, Autoren, Seminarleitern, Ausbildern und Lehrern bedanken, die mich auf meinem Weg des Lernens begleitet und unterstützt sowie gefördert haben. Ein großes Dankeschön auch an die Fotografen und Lektoren des Verlags. Ganz spezieller Dank gilt meiner Familie für die bedingungslose Liebe, ihr Interesse und ihren Enthusiasmus bei der Entwicklung dieses Buches.

Stichwortverzeichnis

Empfehlungen von Patricia Römpke

Online-Programm

Jeder Erwerber dieses Buches erhält automatisch kostenfrei das Online-Programm unter dem folgenden Link: https://shop.patricia-roempke.com/s/My-Health-Solutions/yoga-fuer-den-unteren-ruecken-huefte-und-becken mit dem Gutscheincode »Hüfte« und spart hierdurch 158 Euro.

Gerne können Sie sich per E-Mail über info@patricia-roempke.com an mich wenden. Ich sende Ihnen kleine Musterstunden-Videos zu.

Bibliografische Information der Deutschen Nationalbibliothek
Die Deutsche Nationalbibliothek verzeichnet diese Publikation in der Deutschen Nationalbibliografie; detaillierte bibliografische Daten sind im Internet über http://dnb.d-nb.de abrufbar.

Programmplanung: Celestina Filbrandt
Projektmanagement: Anja Bippus
Redaktion: Ursula Brunn-Steiner, Vaihingen/Enz
Bildredaktion: Christoph Frick

Umschlaggestaltung: © Thieme
Layout: CYCLUS · Visuelle Kommunikation, Stuttgart

Bildnachweis:
Umschlagmotiv und Bild S. 3:
© Thieme/Simone Schneider
Fotos im Innenteil: © S. Schneider/Thieme
Zeichnungen: Christine Lackner, Ittlingen
Die abgebildeten Personen haben in keiner Weise etwas mit dem Thema zu tun.

1. Auflage 2022

TRIAS Verlag in Georg Thieme Verlag KG
Rüdigerstraße 14, 70469 Stuttgart, Germany
www.trias-verlag.de

Printed in Germany

Satz und Repro: Fotosatz Buck, Kumhausen
Druck: AZ Druck und Datentechnik GmbH, Kempten

Gedruckt auf chlorfrei gebleichtem Papier

ISBN 978-3-432-11586-3 1 2 3 4 5 6

Auch erhältlich als E-Book:
eISBN (ePub) 978-3-432-11587-0

TRIAS, einer der führenden Ratgeberverlage im Bereich Gesundheit, gehört zur Thieme Gruppe, marktführender Anbieter medizinischer Fachinformationen und Services. Anspruch der Thieme Gruppe ist es, den im Gesundheitswesen tätigen Berufsgruppen sowie allen an Gesundheit Interessierten genau die Informationen und Angebote bereitzustellen, die sie in einer bestimmten Arbeitssituation oder Lebensphase benötigen. Durch die hohe Qualität und zielgruppenspezifische Relevanz der angebotenen Leistungen bereitet Thieme den Weg für eine bessere Medizin und mehr Gesundheit im Leben.

Thieme